文成天縱

中醫古籍稀見稿抄本輯刊

ZHONGYI GUJI XIJIAN GAO-CHAOBEN JIKAN

李鴻濤 主編

58

廣西師范大學出版社
GUANGXI NORMAL UNIVERSITY PRESS
·桂林·

第五十八册目録

壽命無窮八卷（卷三至五）

不著撰者

清抄本

壽命[illegible]

壽命無窮卷之三

火症論

丹溪曰人稟五行各一其性惟火有二君相是也曰君火者凢火也相火者天火也夫火有正火有邪火火得其正則足以溫養三焦而生發元氣火失其正則足以損傷臟腑而蒐賊元氣東垣所謂火與元氣勢不兩立一勝則一負火起於妄變化莫測無時不有煎熬真陰陰虛則病陰絶則死君火之氣內經以暑熱言之相火之氣經以龍火言之蓋因其暴悍酷烈更猛於

君火者也故曰相火元氣之賊凡人身肝腎之陰虛而發者悉屬相火然而五臟六腑皆各有火不能盡述今以大畧言之火症之脉浮而數短爲虛火洪而實大爲實大洪大見於左寸爲心火右寸爲肺火左關爲肝火右關爲脾火左尺右尺爲腎經命門三焦膀胱之火河澗所謂五志過極之火丹溪又謂氣有餘之火火從左邊起者肝火也右邊起者脾火也臍下起者陰火也膈上起者肺火也膈下起者胃火也足上起者濕火也湧泉起者至陰之火也火在肌表之間者宜清之火在筋骨之間者宜[illegible]之火在五臟之間者宜瀉之火欝不能舒者宜開之又

云君火從其心相火從其腎虛火從其補實火從其瀉陽火從其瀉陰火從其補蓋心火可以溫伏可以直折相火不可以水寒直折當從其性而伏之黃連瀉心火黃栢制相火黃芩瀉肺火芍藥瀉脾火石膏瀉胃火柴胡瀉肝火龍胆草瀉胆火木通瀉小腸火大黃瀉大腸火玄參瀉三焦火山梔瀉膀胱火此皆苦寒之味皆瀉諸經有餘之火也若起居不慎飲食失節勞役過度內傷元氣火不兩立屬陽虛之病者必以甘溫之劑治之若陰微陽盛相火無制內熱不休屬血虛之病必以甘寒之品降之若中氣不足過飡生冷之物抑遏陽氣於脾土爲火鬱之

病必以補中升陽散火之法治之若腎水受虧真陰失守無根之火上泛屬於陰虛之病必以壯水之品濟之若命門火衰元陽敗竭火不歸元屬於陽脫之病必以溫熱從治之法則火自歸垣而不熱矣若一概以苦寒從事而即能奏効者鮮矣

火證辨案

有人陽明火起發狂腹滿不得卧面赤而熱妄見妄言右關脉洪數人以爲內熱之極也然而陽明屬土而不屬火何以火出於土謂是外邪之助乎既非暑氣之侵又非傷寒之變乃一旦火起以致發狂人多不解不知土中之火乃心中之火也心火起

而陽明之火翕然而發陽明胃經乃多氣多血之府火不發則已一發而反不可制往往捲土而來火焰升騰其光燭天而旁且沿燒於四境有不盡不已之勢非惟焚盡於胃而且上燒於心心君不寧神必外越自然妄言妄見之所以成也然則陽明之火乃內因而成非外邪所致也治法宜與傷寒之狂傷暑之狂雖有內外之殊而用藥實無彼此之異必須急滅其火以救燎原之勢而不可因循觀望長其火焰之騰以致延燒各臟腑也方用加味白虎湯治之人參二錢麥門冬五錢知母三錢石膏一兩甘草一錢鮮竹葉一百片糯米一撮水煎服一劑狂定

再劑腹滿不能卧之症除而妄見妄言之病亦去矣此方退胃火之神劑也凡有胃熱之病而脉洪數有力者用之相宜然止可救一時之急而不可瀉長久之火論理內生之火既起於心宜瀉心而反瀉胃者恐胃火太盛必致變生不測也若心火不止不過增胃火之炎而胃火不止實有犯心之禍所以治心火者必先瀉胃火也胃火既瀉即宜減去石膏知母加入黃連一錢牡丹皮三錢生地黃一兩金釵石斛五錢再服二劑不特胃火全消而心火亦自息也

有人熱病患完穀不化奔迫直瀉左尺脉大而虛右關脉細且數

人以爲大腸之火也誰知是胃火移熱于大腸之間乎夫胃火上騰而不下降何以直走大腸而作瀉也蓋胃爲腎之關腎虛則胃之關門不守胃乃挾水穀之氣而下行矣第腎虛則下焦寒冷而胃居中焦何以反能熱耶不知腎虛者水虛也水虛則火無所制而命門龍雷之火下無可藏之地直沖於胃見胃中温暖共相附會不上騰隨水穀而下瀉矣胃火既起又得龍雷之火相助則火勢更猛以龍雷之性甚急傳於大腸不及傳導故奔迫而直瀉也即仲景所謂邪熱不殺穀耳治法似宜先治腎火然而胃火不瀉則腎火斷不肯回但遽瀉胃火則胃土因

火而崩胃水隨土而洩又瀉無底止矣必須先健其土而分利其水邪水邪去而土可健又宜補其真水真水旺而真火可安真火安而龍雷自易收藏也方用緩流湯治之白茯苓五錢芡實一兩懷山藥炒一兩車前子三錢薏苡仁五錢甘草一錢人參二錢北五味子一錢水煎服二劑水穀變化再二劑瀉止而愈此方無一味非健土之藥又無一味非利水之品然利水之中無非是補腎之味補腎利水所以不走其氣下氣不走而真氣自能上升矣真氣上升濁邪下降清濁既分安有水穀之不變化而直瀉哉

有人口乾舌燥面目紅赤易喜易笑診寸口脉數大無力人以爲心中之痰火實甚也誰知是心包膻中之虛火熾甚乎夫心包爲臣使之官喜樂出焉是心包乃心君之輔佐代心君而行其賞罰者也喜怒者賞罰之所出也若心氣足則君主神明而賞罰正君主不足則心内拂亂而賞罰移譬如臣下專權借上之賞罰以行其一已之喜怒久則忘其爲下以一已之喜怒爲在下之賞罰矣治法似宜瀉心包之火然而瀉心包必至有損心氣心氣虛而心包之氣更虛必至心包之火更盛不若專補其心氣之弱使心氣旺而神氣清神清則喜笑自節而心包之火

亦安其位矣何至上炎於口舌面目而成喜笑不節之病乎方用歸脾湯加减治之人參二錢白茯神三錢麥門冬三錢懐山藥三錢當歸身三錢棗仁炒五錢黃芪炙二錢遠志去心一錢廣木香五分甘草五分水煎服一劑面目之紅赤减二劑口舌之乾燥除三劑易喜易笑之症亦節矣此方補心補脾之藥脾乃心之子補脾即所以補心補心即所以補心包矣歸脾湯是補陽之藥何以火得之而反息也然不知參芪歸木多是甘温之味原能治大熱今心包之火旺實由於心氣之衰脾子之弱故補其心脾自然子母皆旺而外臣無權何敢喜笑自若僭妄

君主哉又方養心安位湯亦効人参二錢白茯神三錢酸棗仁炒研三錢白朮炒二錢遠志去心一錢半夏製一錢丹砂飛細一錢砂仁末五分桂圓肉三錢水煎服

有人鼻中出黑血不止名曰衄衊兩寸脉洪數尺脉甚弱乃心熱之極火刑於肺金也夫肺金爲心火所尅宜出紅血不宜出黑血得母疑爲腎火之刑肺母乎夫腎爲肺金之子安有子刑其母而焚燒其肺者乎然而黑血實腎之色也心火太盛移其熱於肺肺氣熱極則紅變爲黑矣治法單瀉心中之火不必瀉腎中之水蓋火息而金安水足而心清也方用救衄丹川黄連二

錢牡丹皮三錢白茯神二錢麥門冬五錢玄參三錢生棗仁三錢生地黃五錢栢子仁一錢燈心五十寸水煎服連用二劑黑血即止四劑不再衄此方制心火之上炎而又不損心氣之不足似乎瀉心而實補心也補心而心清心清而肺金之氣亦清矣肺氣既清鼻衄有不除者乎然而止血色之黑宜乎瀉腎以制火何以不必瀉腎乎然不知腎水原非有餘故宜補其腎中之陰以濟其心火之亢況腎有補而無瀉只有補腎之方而無瀉腎之法也又方用止衄救炎湯亦効麥門冬一兩原生地黃一兩黑山梔二錢黃芩二錢牡丹皮三錢血餘膏研細二錢水

煎好入童便半盞沖服一劑衄止四劑不載發
有人熱極發斑身中如紅雲一片脉沉而數人以爲內熱之極而外發於皮膚矣誰知是熱鬱於內而不能外發之故乎此等之病寒熱之藥兩不宜施夫火熱宜用涼藥內火未有不從外泄者但火得寒則閉火得溫則開微火可以寒解盛火難以寒折往往得寒涼之味反遏其外出之機閉塞而不得泄有成爲發狂而不能治者有矣若用熱藥投之則火以濟火其勢必加酷烈欲不變爲亡陽而不可得矣治法不可徒解其火而不益之於水火未必遽散而反增其怒火盛者水必衰宜於補水之中

大症

而行其散火解鬱之法則火無乾燥之虞而有發越之易矣方用舒鬱散斑湯治之玄參三錢當歸五錢荊芥一錢柴胡一錢升麻二錢生地黃一兩赤芍藥二錢水煎服一劑斑少消二劑斑又消三劑斑全消此方用玄參補陰以解浮遊之火當歸生地以補胃中之陰同赤芍以散血中之滯柴胡荊芥升麻風藥以解散鬱熱則火得水而相濟亦火風相得而易揚全無瀉火之品而已獲瀉火之效實有至理之妙耳又方用犀角化斑湯生地黃五錢丹皮三錢赤芍藥二錢犀角尖鎊三錢當歸三錢升麻一錢荊芥一錢蘆根一兩水煎服更妙于前方

有人熱極發斑目睛突出兩手氷冷左寸關脉甚數人以爲肝經胃經之火盛也誰知是心肝之火内熾而上奔于眼目乎夫熱病宜現熱象何反見寒冷之症乎蓋火熱極似氷水寒極似火所謂物極則反此常理也今既熱極於心則四肢之血齊來救心轉無血以養手足故手足反寒如氷之冷者外寒之極實由於内熱之極也至於目睛突出者肝開竅於目而目之大眥又心之竅也心火既盛又得木中之火相助則火更添火而炎上所以直奔其竅而出但目中之竅爲火閉塞不足以暢泄其火怒氣觸睛而突出也治法宜瀉心火而更平肝火木氣既舒心

[illegible]火症

火自解也方用黃連犀角散川黃連二錢犀角尖鎊二錢玄參二錢當歸三錢荆芥一錢柴胡一錢白芍藥五錢生地黃五錢水煎服此方黃連犀角白芍同用以瀉心火而又平肝火更清胃火也又得荆芥柴胡升散和解引羣藥共入於腠裏之間則上下四旁之餘熱盡消且不至過抑其火更能透經絡於未達之處況方中補多於攻散火而真氣不耗消斑而陰血無傷庶幾陰陽得和平之美水火有旣濟之功也又方用羚羊透斑湯亦効羚羊角鎊二錢生地黃五錢白芍藥五錢牡丹皮三錢麥門冬三錢甘菊花二錢升麻一錢川芎一錢燈心五十寸水煎

服二劑全愈

有人熱極不能睡日夜兩眼不閉左寸與左尺脉翁而細數人以爲腎水不交而心火之盛乎誰知是水火皆衰心腎兩不交之故乎夫心火最畏腎水之尅而又最愛腎水之生蓋火非水不養也腎水又最愛心火之生而又最惡心火之燒蓋水非火不乾也然而水火有正有邪正水者生津液足以漑心而生陰血邪水者聚津液不足以漑心而損陰血正火者壯元陽足以温腎而生精髓邪火者衰元陽不足以温腎而耗精髓故心腎之水火得其正則兩相愛而兩相交心腎之水火失其正則兩相

[illegible]火症

惡而兩相背求閉目而神遊於華胥之國而不可得矣治法補其心中之液以下降於腎補其腎中之精以上滋於心更調其肝氣以相引於心腎之間俾相惡者仍至相愛則相背者自相交矣方用引水交心湯原熟地黃五錢麥門冬五錢棗仁炒三錢山茱萸三錢北沙參三錢白茯神三錢玄參一錢白芍藥三錢黑山梔一錢五分遠志去心一錢破故紙炒一錢水煎服連進二劑即目閉而酣睡矣此方心腎雙補而平其肝氣以清木中之火蓋肝火息則魂必藏肝而得寐腎陰足腎水能生木以養肝心火平而心氣必下交於腎心氣雖交於腎而心亦通於

肝腎氣雖交於心而腎亦通於肝也心腎既通於肝而又有遠志以引心破故紙以引腎介紹同心自能歡好如初重結臥寐之交矣又方用水火兩滋湯亦効原熟地一兩肉桂一錢兎絲子五錢枸杞子三錢棗仁炒五錢白芍藥三錢丹砂水飛一錢

水煎服

有人肝火鬱結于内而不得伸煩悶躁急吐痰黄塊脉沉滑數人以爲火鬱宜達之也然達之而火愈熾者何也此未嘗兼肝腎而能達也夫肝火鬱結而不宣者雖是外邪蒙之亦因内無水以潤之也木無水潤則木鬱更甚倘用達法必施風藥以散肝

之火不用潤劑以蔭肝之水則熬乾陰血木燥而增其炎火鬱益盛矣倘徒用潤劑以益肝之水不用風劑以舒肝之火則肝氣拂抑無風而不能達木鬱更深矣鬱深則煩悶躁急亦深痰涎凝結而不能自化矣治法舒肝以解火復腎以濟水自然鬱結伸而諸症愈也方用肝腎兩舒湯原熟地黄五錢玄參二錢白芍藥五錢白茯苓三錢柴胡一錢黑梔子一錢甘草一錢當歸三錢牡丹皮二錢川貝母去心研二錢水煎服二劑漸輕四劑煩悶躁急皆去六劑火解痰消而愈此方當歸白芍柴胡梔子所以舒肝者血以行之風以吹之也熟地玄參丹皮者所以

補腎陰以養之兩以濟之也茯苓貝母所以利水而消痰涎下達于膀胱肝性躁急復加甘草之和緩調停於肝腎之間使風雨無太過不及之虞譬如夏令炎蒸鬱熱之極樹木枯槁忽得金風習習大雨滂沱則從前鬱悶燔燥之氣盡皆掃除而枯槁者倏變爲青葱爽氣迎人豈寧有煩悶躁急吐痰之症哉又方用加味逍遥飲亦効原熟地黃五錢白芍藥五錢當歸身三錢柴胡一錢甘草一錢大生地黃三錢麥門冬三錢枳殼一錢半夏製一錢青果五枚水煎服

火症

有人日服金石甚燥烈之藥頭面紅腫下身自臍以下又現青色

口渴殊甚似欲發狂診兩關脉弦長甚數尺脉大而無力人以爲下寒而上熱也誰知是中下俱熱之極而假現風象以欺人乎若作上熱下寒治之必至皮肉盡腐立時發狂而死也此種之病乃悮聽方士之言服金石燥烈純陽之藥以助命門之火強陽善戰助樂歡娛之趣然而金石之藥必經火煅煉其性猛烈多燥而有毒加之鼓勇浪戰又自動其火戰久則樂極情濃必然大泄其精倍於尋常火極原已耗精復倍泄精以竭其水未有不成陰虛火動燥渴之害無如世人迷而不悟以秘方爲足恃以殺人之藥爲靈丹日日吞嚥而不知止則臟腑無非火

氣雖用飲食未嘗不多然而火極易消不及生精化液於是火無水濟自然上騰頭面初猶微紅久則純紅作腫然自臍以下不現紅而現青者以青乃風木之色蓋火毒盛亦現青也臍下之部位屬腎腎火旺而腎水乾則肝木無所養於是肝氣燥熱勢必下求於腎母之宮而外現青色矣此等症候內經未嘗言及無怪世人之不識也夫肝氣之逆如此而火愈上升欲口之不渴得乎口渴飲水止可救胃中之乾燥而不能止其不渴何能分潤以救五臟之焦枯勢必發狂燥渴飲水之不止哉治法必須大補其水而不可大瀉其火使水盛可以濟火倘不補其

水而徒瀉其火火雖驟息水隨火而亦息水火皆息危亡立待非救火之道耳方用救焚化毒丹原熟地黃二兩大生地黃二兩玄參一兩黑料荳皮一兩麥門冬二兩白芍藥二兩金銀花一兩甘菊花五錢牛膝一兩犀角尖鎊八錢甘草節一兩黃柏二錢水十五碗煎三碗以資其渴飲連服十劑下身之青色漸除關脉之弦數亦減再三十劑頭面之紅腫漸消脉亦不張弓弦矣此方減半再服一月始無癰疽之害蓋熱極發紅乃是至惡之兆況現青色尤為惡之極者幸臍之上不青若一見青色則臟腑腸胃內爛瘡瘍癰毒外生安得有性命哉前古醫聖不

論及者以上古之人恬澹冲和未嘗服金石之毒藥也後世人情放蕩覓春藥而興陽助戰以悖裙帶之樂夭人天年深可痛惜故特傳此方救之以火之有餘者水之不足故用熟地生地黑荳皮以大益其腎中之水麥門冬清心潤肺以助生水之上源尤恐熟地麥冬之類仁厚君主不足以息燎原之火又益之玄參甘菊以平其胃中之炎瀉火仍是滋陰之味則火息而水自不息火既上行非引而下之則水不能与濟故加牛膝之潤下以降其火也津液久既枯竭所飲之水止供胃中之自用而不敷安得生陰以蔭木中之燥復佐之白芍以滋肝之燥不必

純取給於腎水則肝氣仍還于本宮再不至下求母宅而外現風木之青色也然而火焚既久則火毒伏藏於内而不泄若不解其毒而徒清其火則毒安能遽消故又輔之犀角甘草節金銀花以消其毒而更能清胃平肝解毒退熱和臟腑無傷之聖藥耳又慮陽火沸騰非至陰之味不能消化於無形乃少用黃栢以折之雖黃栢乃大寒之藥然入之大補陰水之中反能解火之毒引補水之藥直入於至陰之中而瀉其虛陽之火耳此方除黃栢不可多用外其餘諸藥必宜如此多用始能成功夫救焚之道刻不可緩非滂沱大雨不能止其遍野燎原之火大

料煎飲正足以快其所欲不必慮其藥之重用否則火熾而不可救也

有人眼目紅腫口舌盡爛咽喉微痛兩脇脹滿陰脉浮數大而無力人以爲肝火之旺誰知是腎火之升而肝火隨之乎夫眼目屬肝兩脇亦肝之外位明是肝火之旺而謂是腎火者何居以咽喉口舌之痛爛而知之也苐口舌屬心咽喉屬肺與腎絶不相干何統以腎火名之不知腎火龍雷之火也龍火由地而沖於天腎火亦由下而升於上入於脇則脇脹入於喉則喉痛入於口舌則口舌爛入於眼目則眼目腫矣内經謂火無定位隨

火之所至而病乃生今四處盡病多因腎火之升而肝火之助腎火爲相火肝火亦爲相火也兩火相合傳遍甚速致若各經之火止流連於一處斷不能口舌咽喉眼目兩脇一齊受病也治法似乎未可獨治一經矣然而各經不可分治分治反不見功之捷必須專補腎水以濟火使腎中之火息而各經之火無有不盡息也方用六味地黄湯加味治之原熟地黄一兩懐山藥牡丹皮各五錢白茯苓建澤瀉各三錢山茱萸四錢白芍藥麥門冬各八錢水煎服一劑兩脇之脹滿除二劑眼目之紅腫去三劑咽喉之痛解四劑口舌之爛瘡愈也六味地黄湯原是

純補真水之藥水足而火自息又有白芍之舒肝以平木又得麥門冬之養肺以益金金能制木又能生水而水不必去生肝則水尤易足而火尤易息也蓋龍雷之火乃虛火也虛火得水而即伏何必瀉火反激怒火之不易伏哉或問用六味之方而不遵分兩進退加減者何也曰夫藥投其病雖佐使之味可多用病忌其藥雖君主之品自當少減輕重少殊又何慮其進退加減哉又方用益源止沸湯原熟地黃二兩麥門冬一兩鮮地骨皮五錢白芍藥五錢柿霜三錢童便半盞水煎好濾清沖服甚妙

有人寒熱時止時發一日四五次以爲常熱來時躁不可當寒來時顫不能已心經脉小而弱肝腎脉大而數人以爲寒邪在陰陽之間也誰知是心寒腎熱水火不交之故乎夫腎與心本相尅而相交者也倘相尅而不相交必至寒熱止發之無定蓋心喜寒而不喜熱腎喜熱而不喜寒爲心之所喜必爲腎之所惡腎畏心寒恐寒氣犯腎遠避之而不敢交於心心惡腎熱恐熱氣犯心堅却之而不肯交於腎於是因寒熱之盛衰分止發之時候也夫心腎原無時不交也一日之間寒熱之止發無常因水不交於心則熱火不交於腎則寒又何足怪惟熱來時躁不

可當寒來時顫不能已實有秘義也夫熱來之時乃腎氣上升心既虛寒尤懼腎氣之來尅心本惡之躁乃生也寒來之時乃心氣下降心居虛寒膽亦虛寒膽寒則怯心膽虛怯顫乃生也然則欲心之不躁必須使其腎之不熱欲心之不顫必須使其心之不寒方用水火兩交湯治之人參二錢原熟地黃八錢當歸身五錢山茱萸三錢白茯神三錢生棗仁三錢柴胡一錢白芍藥炒三錢遠志去心炒一錢半夏製一錢澤瀉一錢石菖蒲一錢水煎服三劑寒熱減半躁顫亦減半再服二劑前症皆除再服二劑不再發此方心肝腎三部均治之藥也欲心腎之交

必須借重膽木爲介紹膽屬少陽爲陰陽交會之地又爲寒熱往來之塲倘不治少陽則寒熱未必即止寒熱既於不止躁顫亦不能除也故方中雖止腎熱而散心寒倘膽木之氣不通何能調劑所以加入柴胡白芍以大舒其肝膽之氣蓋祖孫不至間隔而爲父爲子者自然愉快矣又方用八珍湯加減治之亦妙人參二錢白朮炒二錢白茯神三錢原熟地黄五錢當歸身三錢白芍藥三錢川芎一錢柴胡一錢生棗仁三錢益智仁研一錢半夏製一錢水煎服

有人熱極止在心頭上一塊出汗不啻如雨四肢他處又復無汗

左寸脉細數而濡人以爲心熱之極也誰知是小腸之濕熱乎夫小腸在脾胃之下何以火能犯心而出汗乎不知小腸與心爲表裏小腸熱而心亦熱矣倘汗是心中所出竟同大雨之淋漓則發汗亡陽立時危殆胡能心神守舍而無他症哉明是小腸之熱水不下行而上出也第小腸之水便於下行何故不走陰器而反走心前之竅正以表裏關切小腸因見心氣之熱即升水以濟心心無竅可入遂走於心外之毛竅而出也然則治法不必純治其心仍治小腸以利水而分消其火氣則水自歸源而汗亦不從心頭外出也方用返汗化水湯白茯苓一兩猪

苓二錢劉寄奴二錢牡丹皮三錢浮小麥五錢水煎服一劑而汗止不必再劑也茯苓豬苓俱是利水之藥加入劉寄奴則能止汗又善利水其性下達甚速故益之以丹皮浮小麥清熱止汗之味同茯苓直趨於膀胱由陰器以下泄而必無上升之患也又方用苓桃散亦効赤茯苓塊二兩川黃連一錢掛上風乾桃子一枚水煎服

有人口舌紅腫不能言語胃中又覺飢渴之甚左寸與右關脉洪大而左寸甚數人以為胃火之上升也第胃火不可動一動則其勢甚烈炎上而不可止非發汗亡陽必成躁妄燥渴而狂矣

安能僅紅腫於口舌不能言語之病乎不知此火乃心包之火而非胃火也夫舌乃心之苗亦心包之竅也若心包無火無非清氣上升則喉舌清閒語言響亮迨心包火動而胃火自然相從故舌腫而口亦腫也治法宜清其心包之火而不必瀉其胃中之火倘瀉胃火必傷胃土胃土一衰則心包之火轉來生胃其火愈旺也方用清心安胃湯治之麥門冬五錢金釵石斛五錢丹參三錢牡丹皮三錢生地黃五錢棗仁炒三錢鮮竹葉五十片水煎服一劑語言出再劑紅腫消三劑胃中之飢渴亦解矣此方全去清心包之火而又不傷心中之氣心氣寧而心包

與胃土安有不寧者矣又方用清心飲亦効玄參三錢麥門冬
一兩丹參三錢牡丹皮三錢川石斛五錢燈心五十寸水煎服
三劑全愈

有人熱症滿身皮竅如刺之鑽又復疼痛於骨節之內外以冷水
拍之少止脉極沉濇人以為火邪出於皮膚也誰知是火鬱於
脾胃肌肉乃欲出而不得出也蓋火性原欲炎上從皮膚而旁
出本非所宜然其人內火既盛而陽氣又旺火欲外泄而皮膚
堅固火本久鬱而不舒又拂其意遂鼓其勇往之氣而外攻其
肌肉皮毛之竅思奪門而出無如毛竅不可遽開火不得已仍

返於內入於骨節而作痛以涼水拍之而少止者火喜其水之潤膚而反相忘其水之尅火矣然則治法必先瀉其脾胃之火而餘火不瀉而自瀉也方用攻火湯治之大黃三錢炒黑梔子三錢白芍藥三錢甘草一錢柴胡一錢厚朴炒一錢當歸三錢通草一錢水煎服一劑火瀉二劑痛除而愈此方直瀉脾胃之火又不損脾胃之氣兼舒其肝木之鬱則火尤易消乃扼要爭奇治火而實有秘奧何必腑腑而清之臟臟而發之哉又方用散火湯亦效柴胡一錢荊芥一錢甘菊花三錢青蒿二錢當歸三錢麥門冬五錢天花粉二錢鮮竹葉五十片水煎服二劑火

清痛止而痊

有人心中火熱如焚自覺火起即入小腸之經輒欲小便急去遺溺大便隨時而出左寸脉細數左尺脉洪大人以爲小腸之火下行也誰知是心火與相火之動乎夫心爲離爲君火腎爲坎爲真水真水盛自能灌溉臟腑爲水火既濟真水衰自難榮養百骸爲火水未濟故真水衰則水中生熱爲相火也夫君火盛而相火寧者其火易退君火衰而相火動者火不易伏君火動而相火亦動者火必炎上而變症無窮最難制伏今病下行君相之火無可發泄心與小腸爲表裏自必移其熱於小腸相火

隨君火下行旣入小腸而更引入於大腸此二便所以同遺矣然腎又主大小二便故也治法安君火之盛又宜清相火之動而熱焰自消方用四物湯加味治之熟地黃八錢當歸身五錢白芍藥五錢玄參二錢黃連一錢車前子二錢黃柏塩水拌炒一錢川芎二錢蓮子心五分水煎服二劑少安四劑全愈四物湯原是補血之神劑又滋陰之靈丹火動由於血燥滋其陰而心與小腸無乾涸之慮涼其血而腎中之火無浮遊之害況又加黃連入心以清君火黃柏入腎以清相火復加車前利水引二火直走膀胱從水化而盡洩之又何亂經之不分利哉又方

用君相兩寧丹亦効生地黃八錢熟地黃八錢當歸身五錢人參二錢赤茯苓八錢川黃連一錢肉桂五分建蓮子五錢燈心五十寸水煎服

有人大怒之後遍身百節皆痛胸腹且脹兩目緊閉逆冷手指甲青黑色肝脉沉滑而數人以爲陰症傷寒也誰知是火熱極之病乎夫陰症似陽陽症似陰最宜分辨此病乃陽症似陰也手指甲現青黑色似陰症之外象也逆冷非寒極乎然不知內熱之極反見外寒仍似寒而非寒也大怒不解必傷其肝肝氣甚急肝葉開張再怒而肝之氣更急而肝之葉更張血沸而火起

有不可止沸之勢肝主筋肝火鬱結而筋乃攣束作痛火欲外焚而痰又內結痰火相搏於是氣凝血滯熱極而變青黑之色指甲者筋之餘也手足逆冷正胸腹之大熱也況肝脉沉滑數疾亦正肝氣鬱熱之極痰搏而不散乎治法平其肝木解其氣鬱開其痰結兼養陰血以清內熱內火既散而似寒之狀亦自消散矣方用平肝舒鬱散白芍藥五錢生地黃四錢牛膝三錢牡丹皮三錢黑梔子三錢當歸四錢柴胡一錢甘草一錢秦艽一錢烏藥一錢神麯炒一錢半夏製二錢防風五分水煎服一劑目開二劑痛止三劑脹除四劑諸症盡愈此方所用之藥俱

是平肝涼血散火開痰之法而能奏効矣人見此等之症往往
信之不深不敢輕用此等之藥遂之殺人以陰陽之難辨也然
其更有辨之之法與水探之飲水而不吐者乃陽症飲水而卽
吐者乃陰症倘飲水不吐卽以此方投之何至有悞認陰症而
危人哉又方用平肝息火湯亦効白芍藥五錢柴胡二錢丹皮
三錢黑山梔三錢天花粉二錢香附童便浸炒二錢當歸三錢
川貝母去心研二錢甘菊花二錢水煎服

暑證論

夫暑者乃天地二火位南而行其令感之而為暑有陰陽之分動而得之者為陽暑靜而得之者為陰暑人身陰內而陽外順之則祥逆之則殃三伏炎炎三暑燻蒸腠裡開泄真氣不藏辛苦之人負重任勞勤耕力役大暑行途或肌渇於道路及乘虛冒暑動而得之于陽名曰中熱其病必苦頭痛發躁惡熱捫之肌膚大熱必大渇引飲汗大泄無氣以動乃為天熱外傷肺氣屬於陽也陽症者元氣必為之所傷夫熱能傷氣故也中暑者無病之人避暑於涼亭廣廈為宮室之陰寒所迫暑火不伸靜

而得之于陰名曰中暑其病必頭痛惡寒身形拘急肢節疼痛而煩心肌膚無汗週身陽氣不得宣通此寒爲標而熱爲本也又有暑風者頭痛即軟食少體熱神昏拘急卒倒無知狀類中風痓症大率有虛實兩途實者非本體有餘之實乃痰氣之實也由平素積痰充滿經絡一旦感召盛暑與痰涎相搏阻其氣道卒倒流涎病之最急者也急則治標宜先吐其痰而後清其暑更補其氣血之偏勝猶易爲也虛者陽氣之不盛也由平素陽氣衰微不振陰寒久已用事一旦感召盛暑邪湊其虛於是正不勝邪卒然倒仆此屬陰寒重極之症非大補回陽之藥不

能治也然而五臟亦能受暑暑熱最喜歸心心感之使人噎悶昏不知人入肝則眩暈頑痺入脾則昏睡不覺入肺則喘滿痿躄入腎則消渴不止此五臟之大意也內經曰凡病傷寒而成溫者先夏至日者爲病溫後夏至日者爲病暑是暑病亦傷寒之屬以其病發於暑故名傷暑中暑病發於寒而爲傷寒中寒也傷寒有六經傳變之不同而暑病亦有陰陽表裏之各異陽暑者夏月受熱如奔走道途田間力役之類爲外感天日之熱者當用清涼解暑之法治之陰暑者夏月受寒如納涼廣廈飲啖瓜菓氷水之類此因避天日之暑熱而反受陰寒之氣者當

用温補散寒之法治之然陰暑雖係陰邪若邪感於外而火盛於内或陽明熱盛者此又陰中之陽宜當解表與清熱或兼下行之法也陽暑雖爲陽症若内本無熱而因外熱傷氣但氣虛於中者便有伏陰之象或脉虛惡寒或嘔惡腹痛或泄瀉倦怠之類皆陽中之陰證但當專固元氣雖在暑月温補之法在所必用切可扶其正而攻其邪不可因其暑而執用寒凉復損陽氣則變生不測也大凡傷暑而作中暑治之如抱薪而救火也其熱尤甚必發黄斑或積久而成血痢中暑而作傷暑治之以寒治寒其寒尤甚甚致吐瀉厥逆表症而生痰瘧此因其寒熱

悞治所爲蓋夏月人身之陽以汗而外泄人身之陰以熱而內耗故陰陽兩俱不足用藥但取甘寒生津保肺固陽益陰爲治靈樞有云陰陽俱不足補陽則陰竭瀉陰則陽亡蓋謂陽以陰爲宅補陽須不傷其陰陰以陽爲根瀉陰須不動其陽夫既陰陽俱不足則補瀉未可輕言若偏與甘温恐犯補陽之戒過用苦寒恐犯瀉陰之戒但用一甘一寒陰陽兩無偏勝之藥清解暑熱而平治之所以爲百代之宗也而又當推脉之遲數虛實以明之中暑之脉虛而微細弦芤而遲皆屬於暑內經曰脉虛身熱得之傷暑難經又謂傷暑之脉浮大而散此又察脉者所

當識也

暑證辨案

有人行役負販馳驅於烈日之下感觸暑氣一時猝倒陽明之脉大而虛人以爲中暑也誰知是中暍乎夫暍者熱之謂也中暑者寒之謂也暑卽熱也何以云寒然不知天氣酷熱人避暑於涼亭廣廈夜露風涼之外侵多食瓜果生冷氷水寒濕之內傷故中暑之寒內外同受中暍之熱由內而出行役負販者馳驅勞苦內熱欲出而外暑遏抑故一時猝倒是暑在外而熱閉之也倘止治暑而不宣揚內熱之氣則氣閉放蕩于內熱亦不散

必變他症矣治法宜散其内熱之氣而佐之以清暑之味則内之熱閉自開而外之暑邪自散矣方用救暍丹治之青蒿三錢白茯神二錢白朮一錢五分香薷一錢知母一錢葛根一錢生甘草五分竹葉三十張鮮荷梗三寸水煎服一劑氣通二劑暑熱盡散也此方用青蒿竹葉平胃中之火又解暑熱之氣故以之爲君香薷解暑乾葛散陽明之邪故以之爲佐又慮胃中熱甚但散而不涼則火恐炎上尅制肺金故加知母以涼之甘草以和之暑熱之能秉胃者其中氣必虚故用白朮以補中氣而利腰臍得茯神荷梗之通利而下達於小腸膀胱使火熱之氣

盡出也火既下行自然不逆而外暑內熱各消化於烏有矣又方用黃連解暑湯亦効香薷一錢白茯苓三錢甘草一錢川黃連一錢白朮二錢白扁荳炒研二錢白荳蔻仁研五分鮮蓮子二十粒水煎服

有一膏粱子弟多食瓜菓以寒其胃忽感暑氣一時猝倒其脉芤遲人以爲暑傷元氣也誰知是胃寒而外中其暑乎蓋膏粱之人天禀原弱又加多慾未有不內寒者也復加之瓜菓以增其寒涼內寒之甚外熱反易於深入陰虛之人腠理不密暑氣即乘其虛而入爲之中暑治法不可祛暑爲先必須補氣爲主然

既因陰虛以致陽邪之中似宜補陰爲主不知陽邪之入脾依陰氣也補陰則陰氣雖旺轉爲陽邪之所喜陽得陰而相合正爲陽邪所配且久居之而生變矣惟補其陽之正氣則正陽既旺而邪陽不敢侵犯必自退矣方用人參三錢白茯神三錢白朮炒三錢香薷一錢白萹荳炒研二錢廣陳皮五分甘草一錢煨薑三片桂枝一錢水煎服一劑氣回二劑暑盡散三劑全愈此方名爲散暑回陽湯參苓朮荳俱是健脾補氣之藥以回其陽用香薷一味以散其暑攻微而補重何多少輕重之懸殊乎不知陰虛者脾陰之虛也脾雖屬陰非補陽之藥不能效脾又

喜陽而不喜陰喜燥而不喜濕今多食瓜菓寒凉之物明是陰邪之盛也非多用溫補之法何以相敵乎倘少少用之則兵微而將寡何以制敵取勝反有敗北之失即或取勝寒消而暑退其元氣未能驟復與其寒暑退去而後補陽何若於邪旺之日而多助其正氣正既無虧而邪又退速之爲益哉又方用加味四君子湯人參三錢白朮炒焦三錢白茯苓三錢甘草炙一錢香薷一錢炮薑三分肉桂五分水煎服更妙

有人中暑氣不能升降霍亂吐瀉角弓反張寒熱交作心胸煩悶脉甚弦細人以爲暑氣之内攻也誰知是陰陽之拂亂乎人身

陰陽之氣和則能相交而邪不能干犯陰陽之氣逆不能相交而邪即能侵犯乘虛而入之矣且邪之入人臟腑助強而不助弱見陰之強而即助陰見陽之強而即助陽夏令之人多陰虛邪氣助陽而乘陰陰又不受陽之侵於是陰陽反亂氣不相通上不能升下不能降霍亂吐瀉拂於中角弓反張困於外陰不交於陽而作寒陽不交於陰而作熱心胸之內竟成陰陽之戰場安得而不生煩悶哉然則治法和其陰陽之氣而少佐之以袪暑之劑緩以調之不必驟以折之也方用和合陰陽湯人參一錢白朮炒二錢白茯苓五錢香薷一錢廣藿香一錢天花粉

一錢蘇葉一錢厚朴炒五分白扁荳炒研二錢廣陳皮五分枳殼三分砂仁研末二粒生薑一片陰陽水各一碗煎七分探冷徐徐服之一劑陰陽和二劑諸症皆愈不必三劑也此方分陰陽之清濁通上下之浮沉調和於拂逆之時實有奇功以其助正而不增火祛邪而不傷氣化有事爲無事也又方用加减六君子湯亦効人參二錢茯苓五錢白术炒焦三錢香薷一錢廣陳皮五分半夏製一錢砂仁末五分炮薑三分并水一碗河水一碗煎七分冷服

有人受暑熱之氣腹中疼痛欲吐不能欲瀉不得脉伏而不現此

名爲乾霍亂也夫邪入胃中得吐則邪越於上而卽解散邪入腹中得瀉則邪趨於下亦必解散邪越於上則邪不入於中邪趨於下則邪不留於內今不吐不瀉則淸陽不能上升眞陰不能下降邪反堅居於中一時生變爲禍於頃刻喪身於須臾也治法急用人參蘆一兩瓜蒂七箇水煎一大碗飲之卽吐而愈矣吐後調理卽服六君子湯則脾胃健旺何霍亂之逆哉此方名爲人參瓜蒂散以吐之雖吐而不傷元氣散邪而尤易祛也此等之病最爲逆候脈皆沉伏不吐則死古人亦用瓜蒂散之能吐但不敢加入人參耳蓋其人原因脾胃之氣虛以致暑邪

之入今復加大吐則脾胃必更傷損非用人參則不能於吐中而安其中氣也且脾胃之氣素虛而暑邪壅遏雖用瓜蒂以吐之而元氣怯不能上送往往有欲吐而不肯吐者即或動吐而吐亦不多則邪何能盡出以致敗事不起惟用人參蘆至一兩之多則陽氣大旺力能祛邪而上湧況得瓜蒂上行以助之安得而不大吐哉又方用參蘆探吐湯亦妙人參蘆二兩煎汁一碗和之井水一碗少入鹽一撮和勻飲之鵞翎探喉間引其嘔吐吐出即安然不吐而能受亦愈也

有人中暑熱極而發狂登高而呼棄衣而走見水而投陽明脈浮

大而數心脉亦大而虛人以爲暑熱之侵而着邪也誰知暑氣侵心而在内之胃火以相助乎夫暑熱之入人臓腑也多犯心而不犯胃蓋暑與心倶屬火也胃則心之子也胃見暑邪之犯心即發其土中之火以相衛胃乃多氣多血之府不發則已發則其酷烈之威每不可當以致天之暑火與人之内火兩火相合焚燒更烈於是心之神明畏火之炎越出於心宮之外故登高而呼棄衣而走見水而投皆火之熾盛以亂其神明也苟不大瀉其火則燎原之焰何以撲滅乎方用三聖湯治之人參三錢玄參五錢石膏一兩鮮竹葉一百片水煎灌之一劑狂定二

劑神安不可用三劑也另用緩圖湯再退其餘熱玄參五錢人參三錢麥門冬五錢青蒿三錢水煎服二劑而暑熱盡解矣三聖湯用石膏爲君未免少有霸氣然火熱之極非杯水可息苟不重用則熱乾水液立成烏爐方中石膏雖多而佐以人參之元氣以補之足以驅駕其白虎之威故但能瀉胃中之火而斷不至傷胃中之氣况玄參又能滋潤生水水生而火尤易滅也至於緩圖湯不用石膏者以胃中之火既已大瀉所存者不過餘烟斷焰時起時滅何必再用陰風大雨以洗濯之故改用麥冬青蒿既益其陰又降其陽使雨露綢繆火烟自息也或問因

暑發狂似宜重以消暑乃三聖湯但瀉火而不顧暑何以能奏功耶不知暑亦天之火也瀉火即瀉暑矣況加竹葉之能清暑與清火也又問貧病而不能用人參將何藥以代之可倍加北沙參以代之人參補五臟之陽而沙參補五臟之陰夏令之人多陰虛傷暑未嘗不傷陰故代而相宜也又問陽明之火熾盛脉洪大無力最忌石膏倘用之藥難解其寒性故有惧服白虎湯則死之戒又將何方以代白虎之無傷人乎方用天生白虎湯麥門冬一兩生地黃一兩黑玄參三錢青蒿三錢北沙參五錢鮮竹葉一百片水煎汁濾清一碗再用西瓜汁一碗將藥和

匀以資其渴飲二劑暑熱皆退再二劑全愈雖多服有益而無損故名爲天然白虎湯之代法虛實共治之良方也

有人中暑熱症自必多汗今有大汗如雨一出而不能止者診心腎之脉大而散人以爲發汗亡陽必死之症也誰知是發汗亡陰之死症乎夫暑熱傷心汗自外泄然而心中無汗也何以有汗此汗乃生於腎而非生於心也蓋心中之液腎生之也豈心之汗非腎之所出乎雖汗出亡陽乃陽旺而陰甚虛故陰虛不能制陽而陽始旺陽旺則陰更弱陰弱必不能攝陽而陽始亡第陰陽原兩相根也陰不能攝陽而陽能戀陰則陽尚可回於

陰之中而無如其陽出而不返也陽乃外衛者也陽出則腠裡開而不閉陰亦隨之俱出罄其腎中之精盡化爲汗而大泄試思心中之液幾何竟能發汗如雨之多乎明是腎之汗而非心之汗也汗既是腎而非心則亡亦是陰而汗亦陰之液矣然雖聽其亡陰而死乎尚有起死回生之法以救之方用救亡回陰丹人參一兩原熟地黃二兩山茱萸一兩北五味三錢白茯神五錢白芍藥五錢水煎多服汗止此方熟地山茱五味子均是填精補水之味茯神安其心白芍收其魂人參回其陽而生其津液此人之所知也陰已外亡非填其精髓何以灌注涸竭之

陰陽已外出非補其關元何以招其先已失散之元陽山茱五味補陰之中仍是收歛腠裡之劑陰得補而水易生則腎中有本汗得補而液易藏則心氣無傷又得茯神以安神白芍以養血則陽回陰返自有神捷之機也又方用返陰丹亦妙人參一兩原生地黄一兩原熟地黄一兩麥門冬一兩天門冬一兩北五味三錢青蒿二錢棗仁炒五錢水煎服四劑汗止則生否則難愈

有人中暑熱極妄見妄言宛如見鬼然人又安静不生煩躁口不甚渴脉得芤遲人以爲暑熱之犯心也誰知是寒極似火有似

於狂而非狂也夫中暑明是熱症何以熱能變寒而有似狂之症也蓋其人陰氣素虛陽氣又復不旺暑熱之邪乘其陰陽兩衰由肺以入心而心氣不足神卽畏邪越出而不能自守依其肝毋之舍則肝魂不寧同遊於軀殼之外因而妄見鬼神而妄言詭異也治法大補脾胃之土又兼補心氣之衰火氣旺而土氣亦旺土氣旣旺而肺金之氣有不旺者乎肺旺可以敵邪又得散邪之藥自然暑氣難留暑散而魂歸神返必至之勢也方用補中益氣湯加減人參三錢嫩黃芪蜜炙五錢白朮炒三錢當歸身三錢炙甘草五分升麻五分茯神三錢香薷一錢麥門

冬三錢水煎服二劑即愈此方補脾胃爲主而心肺兼之少佐以祛暑之味則邪散而正旺自然神魂歸舍何見鬼似狂哉又方用參麥百合湯亦効人參二錢麥門冬三錢鮮白花百合五錢白茯神三錢香薷一錢白术炒三錢炙甘草五分當歸身三錢生薑三片水煎服

有人中暑熱吐血頃盆純是紫黑之色氣喘作脹不能卧倒口渴飲水又復不快脉浮而芤人以爲暑熱之極而內傷陰血也誰知是腎熱之極而嘔血乎夫明是中暑以動吐血又屬之腎熱者葢暑火以引動腎火也夫腎中之火乃龍雷之火也龍雷原

伏藏於地夏月則地下甚寒龍雷不能下藏而多上泄其怒氣所激而成霹靂之猛火光劃天大雨如注往往然也人身亦有龍雷之火下伏於腎其氣每與天之龍雷相應暑氣者亦天之龍雷火也暑熱之極而龍雷乃從地出非同氣相引之明驗乎人身龍雷之火不動則暑氣不能相引苟腎水一虧腎火先預躍躍欲動一遇天之龍火同氣相感安得不翕然振興内火既起外火又來相助二火齊動勢不可當乃直冲而上挾胃中所有之血而大吐矣胃血宜紅而色變紫黑者正顯其龍雷之氣也凡龍雷所劈之處樹木必變紫黑之色所過臟腑何獨不然

其所過之胃氣必然大傷氣傷則逆氣逆則喘胃氣既傷何能遽生新血以養胃而統脾乎此胸脇之所以作脹也胃爲腎之關門關門不閉夜無開闔之權心亦憂關門之不閉欲睡而不可得乎血吐則液乾液乾則口渴内水不足必索外水以救焚雖飲之水而不快陽火得水即能止渴陰火得水愈飲愈渴以龍雷之火乃陰火而非陽火故也治法宜大補其腎中之水以伏龍雷之火其病可痊也方用沛霖丹玄參一兩原生地黄二兩人參五錢麥門冬二兩青蒿三錢牡丹皮三錢懷牛膝五錢炒黑荆芥一錢井水煎好濾清一盞入童便一盞沖服一劑血

止二劑喘脹消三劑口亦不渴四劑全愈愈後仍服六味地黄丸加麥門冬久服不發矣此方大補腎水水足而龍雷之火自能伏藏於腎宅血自止於胃關也

有人中暑熱之氣兩足冰冷上身火熱煩躁不安飲水則吐其脈微遲人以爲下寒上熱之症乃暑氣之阻隔其陰陽也誰知是暑散而腎火不能下歸之故乎人身龍雷之火因暑氣相感乃奔騰而上升治則不知徒瀉其暑熱之氣不知引火歸源於是暑熱已散龍雷之火見下寒難藏而不肯歸乃留於上焦而作熱矣火既有升而不降則下焦無火安得不兩足如冰耶火在

上焦心必受熱心既熱極則煩躁上熱薰肺肺受火刑則口渴飲水止渴止可救上焦之熱而不能止下焦之寒水入胃中必從膀胱而氣化下焦腎寒而膀胱之氣不化水道不能下行所以飲水而即上吐也治法不可治暑而并不可瀉火必須補火蓋龍雷之火虛火也實火可瀉虛火可補然而補火之中仍須補水補水者補腎中之真水也真火非真水不歸真水非真火不合水火既合何至有再升之患也方用八味地黃湯治之原熟地黃一兩山茱萸五錢懷山藥五錢牡丹皮三錢茯苓三錢澤瀉三錢肉桂一錢附子製五分水煎探冷飲之一劑而足温

矣再劑上身之火熱盡散心中之煩躁亦寧肺金之渴亦止矣六味地黄湯原是補水之神藥桂附引火之神丹水火相合何至有陰陽之反背乎又方用引火歸源湯亦効原熟地黄一兩牛膝三錢肉桂一錢巴戟天二錢茯苓五錢水煎服

有人夏日自汗兩足逆冷至膝下腹脹滿不省人事脉沉而細數人以為陽微之厥也誰知是傷暑而濕氣不解乎夫濕從下受濕感於人身未有不先從下而上故所發之病亦必先見於下濕病得汗則濕邪可隨汗而解矣何自汗而濕仍不解耶蓋濕病而又感暑氣自汗因暑火薰蒸而出不能解其下受之濕以

暑熱浮於上焦而濕邪中於下焦汗解於陽分而不解於陰分耳暑熱不解而生痰暑氣最喜歸心痰亦隨暑歸心而迷其心之竅則心神内亂越出於心宫之外所以不省人事也治法利小便以解濕逐熱邪以解暑豁痰涎以開竅則上下之氣通而濕與暑痰盡散矣方用解暑利濕湯知母一錢石膏三錢甘草五分半夏製一錢白术炒三錢猪苓一錢茯神三錢茯苓三錢澤瀉一錢肉桂三分竹瀝一合水煎冲服連服五劑全愈此方乃五苓散白虎湯之合方也濕因暑不祛暑因濕不消痰因暑濕而聚故用白虎湯於五苓散中解暑利濕而兼用消痰之味

也又方用清暑除逆湯亦効白朮炒二錢懷山藥二錢薏苡仁三錢桂枝三分廣橘紅一錢人參一錢茯苓五錢竹瀝一合水煎沖服

有人冬時寒令偶開笥箱以取綿衣覺有一裹熱氣沖鼻須臾煩渴嘔吐灑灑惡寒翕翕惡熱喜水惡食大便欲去不去診其脉浮大而虛人以為中惡之症也誰知是傷暑熱之病乎夫冬月有何暑氣之侵人謂之傷暑不知氣虛之人遇邪即感不必值酷熱炎氛奔走烈日之中而始能傷暑也或坐於高堂或眠於靜室避暑而反得暑者正比比然也是暑氣之侵人每不在熱

而在寒衣裳被褥晒之盛暑夾熱收藏於笥箱之内其暑氣未發一旦開泄氣盛之人自不能干倘體虚氣弱偶而感觸正易中傷及至中傷而暑氣必發矣况冬時人身外寒内熱以熱投熱病發必速故聞其氣而即病也治法不可以傷寒法治之當舍時從症乃治其暑而壯其氣則各症自愈方用香薷飲加減治之人參二錢白术炒二錢白茯苓二錢香薷二錢川黄連五分厚朴炒七分廣陳皮五分甘草五分白扁豆炒研二錢水煎服一劑而愈改用四君子湯多服以調理其正氣正氣一旺而外邪焉能入哉若執冬令無傷暑之症拘香薷非治寒時之方

不固泥乎甚矣醫道之宜在通變而治病之源貴審問也又方用舍時清暑湯亦効人參二錢白茯苓三錢白术炒二錢青蒿二錢麥門冬三錢香薷一錢白扁荳炒研二錢砂仁末五分廣陳皮五分神麯炒一錢生薑三分水煎服

燥症論

内經曰諸燥枯涸乾勁皺揭皆屬於燥迺陽明大腸太陰肺經之症也夫金爲水之源燥則津液少不能榮養百骸矣或患大病後曾服尅伐之藥或汗下太重而亡津液或預防養生誤服金石之劑或恣飲酒釀過食厚味辛熱太多皆能偏助陽火而損其真陰陰中伏火日漸煎熬以致血液衰耗或房勞太過斷喪精髓遂至腸内枯槁而大小便秘澁在外則皮膚皺揭在上則咽鼻焦乾口燥無津煩渴不已在内則水液衰少脾胃乾涸恣飲無怨腹中作脹在手足則痿弱無力在脉則細濇而微或

洪數結代此皆陰血爲火熱所傷也丹溪曰燥是陽明之化雖因於風熱所成然究其源皆本於血虛津液不足所致者爲多何也陰虛血虛則無以榮運乎百體津液衰則無以滋養乎三焦由是百脉乾涸氣道不利邪熱怫鬱而燥變多端矣夫燥者天之氣也其時爲秋其風在西其政爲肅殺其變動爲枯萎故其病多屬燥金之化金受火刑化剛爲柔方圓且隨型埴欲其清肅之令烏可得耶內經謂欬不止而出白血者死白血謂色淺紅而似肉似肺者非肺金自傷何以有此試觀草木菁英可掬一乘金風忽焉改容焦其上首而燥氣亦先傷其華蓋豈不

明耶此則病機之諸氣膹鬱皆屬於肺諸痿喘嘔皆屬於上二條明指燥病而言按生氣通天論云秋傷於燥上逆而欬發爲痿厥燥病之要一言而終與病機二條適相脗合秖以誤傳傷燥爲傷濕解者竟指燥病爲濕病遂至經旨不明今一論之而燥病之機了無餘義矣喻嘉言曰燥之與濕有霄壤之殊燥者天之氣也濕者地之氣也水流濕火就燥雲從龍風從虎各從其類春月地氣動而濕勝斯草木暢茂秋月天氣肅而燥勝斯草木黃落所以春令東風勝陽氣上升龍興而雨澤時降土潤而多濕秋令西風勝陽氣下行龍藏而雨澤少降土乾而多燥

故春分以後之濕秋分以後之燥各司其政也原病式曰物濕則滑澤乾則澁滞燥濕相反故也澁屬燥金之化宜分內傷外感而治外感之燥風熱所成多傷人肺胃故爲鼻乾爲咽燥爲欬嗽煩渴等證內傷之燥精血枯竭多由乎腎肝故爲筋燥爲爪枯爲骨瘦爲消渴爲大小便閉澁等證外感之燥辛凉以達其表甘寒以滋其內經曰風淫所勝平以辛凉又曰風淫於內治以甘寒內傷之燥爪枯筋燥者宜養營血骨瘦痿躄者宜當補腎益精大小便閉澁者宜當清熱辛潤經曰損其肝者緩其中損其腎者益其精又曰腎惡燥急食辛以潤之此表裏分治

之法不可不知也

燥症辨案

有人平素陰耗而思色以降其精則精不出而內敗小便道澁如淋心腎之脉皆濇此非小腸之燥乃心液之燥也夫久戰而不泄者相火旺也然而相火之旺由於心火之旺也蓋君火一衰而相火上奪其權心火欲固而相火欲動心火欲閉而相火欲開況君火衰思色乎毋怪其精之自降矣然心之衰者亦由腎水之虛也腎旺者心亦旺以心中之液乃腎內之精也精足則能上交於心而心始能寂然不動即動而相火代君以行其令

不敢僭君以奪其權故雖久戰而可以不泄精虛則心無所養
怯然於中本不可戰而相火鼓動亦易於泄也至於心君無權
心甫思色而相火操柄矣久之心君更弱而相火亦不能強有
不必交接而精已離宮又不能行河車逆流之法安能復回於
故宮哉勢必閉塞溺口水道澀如淋而作痛矣治法必須補心
仍須補其腎兼益其肺氣少佐以利水之味則濁精自去而心
液自潤矣方用化精滋燥丹原熟地黃一兩人參三錢山茱萸
五錢麥門冬五錢白朮三錢北沙參五錢車前子二錢川牛膝
五錢生棗仁三錢建蓮子五錢水煎服一劑而澀痛除三劑而

淋亦止矣此方人參以生心中之液熟地山茱以填腎中之陰沙參麥冬以益生水之上源則腎陰尤能上滋於心又得棗仁蓮子之助則心君有權自能下通於腎而腎氣旺自能行其氣於膀胱又得白朮以利腰臍之氣則尤易通達復得牛膝車前下走以利水而分清濁又不耗真氣則水竅自開而精竅自閉何患小腸之燥澁乎心液非補精不化精竅非補腎不閉水道非補心腎之氣不能輸洩倘單用利水逐濁之味燥何能速潤哉又方用生陰漑燥丹亦効原熟地黃一兩山茱萸五錢人參二錢生棗仁三錢白茯神三錢牡丹皮二錢栢子仁三錢澤瀉

二錢天門冬三錢遠志肉一錢長燈心七根水煎服二劑而竅門不澁四劑全愈

有人陰已痿弱見色不舉若強勉入房以耗竭其精則大小便牽痛數至圊而不得便愈便則愈痛愈痛則愈便尺脉短濇人以爲腎火之燥也誰知是腎水之燥乎夫腎中水火兩不可離人至六十之外水火兩衰原宜閉關不戰以養其天年斷不可妄動色心以博房幃之趣犯之多有此病至於中年人患此病者乃縱色竭精以至火隨水流水去而火亦去一如老人之痿陽不可以戰矣倘能慎疾而閉關亦可延年以怯病無如其色心

之不死也奮勇爭戰或半途倒戈或入門流涕在腎宮本不多精又加暢泄則精已涸竭無陰以通大小之腸則彼此乾燥而兩相牽痛也上游無泉源之濟下流有竭澤之虞下便則上愈燥而氣不調則愈痛愈急上枯則下愈燥清氣不升數圊而不便治法必須大補其腎中之水然不可僅補其水而必須兼補其火又宜調其中氣使火得土易於長養水得火易於生精矣方用濟涸湯原熟地黃一兩白朮三錢巴戟天三錢甘枸杞子五錢川牛膝五錢水煎服一月全愈此方用熟地枸杞以滋腎中之真陰巴戟天以補腎中之真陽雖補陽而仍是補陰之劑

則陽生而陰長不至有強陽之害三味補腎内之水火而不爲之通達於其間則腎氣未必遽入於大小腸中也更加白术以利其腰臍之氣牛膝以潤其大小便之燥則前後二陰無不通達何至有牽痛之苦數圊而不得便哉又方用八味湯加減亦効原熟地黄一兩白茯苓三錢懐山藥五錢山茱萸五錢牡丹皮四錢澤瀉三錢肉桂一錢白术二錢川牛膝三錢水煎多服全愈

有人日間口燥舌上無津至夜卧又復潤澤左尺脉大無力右尺脉帯數甚浮人以爲陽虚之燥也誰知是陰畏陽火之燥而不

能濟乎夫人身之陰陽原是兩平陽旺則陰衰陽衰則陰旺口燥之病陰陽兩虛之症也然夜燥而日不燥乃陰氣之虛日燥而夜不燥乃陽火之亢夫腎中之水陰水也舌上廉泉之水乃腎水所注腎水無時不注無刻不然則舌上不致乾枯胡爲陽火遽至於爍竭哉且腎水一乾則日夜皆當焦涸何能日燥而夜不燥乎此症因陽火甚亢而陰水尚未至大衰止可自顧以保其陰不能分潤以救其渴於是堅守其陰於下焦不肯上升以濟其陽之亢自然上焦火熾而口燥無津也治法不必瀉陽火之亢惟補其真水之虛使水足足以濟陽使火息津能潤燥

矣方用六味地黃湯加味治之原熟地黃一兩山茱萸五錢懷山藥五錢牡丹皮三錢白茯苓三錢建澤瀉三錢麥門冬八錢北五味一錢水煎服連用十劑滋潤而愈此方專補腎中之真水加麥冬五味以滋肺金之火爍肺腎相資則水尤易生陽得陰而火無亢炎爍乾之竭陰得陽而津無沉降難升之虞矣又方用起陰生脉散亦効原熟地黃一兩麥門冬八錢人參三錢北五味一錢北沙參五錢牡丹皮二錢柿霜三錢水煎濾清入甘蔗汁一茶杯冲和服

有人醉飽之後作意交感盡情浪戰以致陰精大泄不止其陰魁

然不倒精盡繼之以血者兩尺脉細濇甚數人以爲火動之極也誰知是水虧而燥極乎夫腎中水火原兩相根而不可須臾離者也陰陽之氣彼此相吸而不能脫陽欲離陰而陰且下吸陰欲離陽而陽且上吸也惟醉飽行房亂其常度陰陽不平於是陽離陰而陽脫陰離陽而陰脫兩不相接則陽之離陰甚速陰之離陽亦速矣及至陰陽兩遺則水火兩絶魂魄且不能自主往往有精脫而死者今精遺而繼之血人尚未死是精盡而血見乃陰脫而陽未脫也使陽已盡脫外勢何能翹然不倒乎救法急須大補其腎中之水俾水生以留陽也然陰脫者必須

用陽以引陰而強陽不倒倘大補其陽則火以劑火必更加燥涸水且不生何能引陽哉倘大補其水則水必制火而虛陽一息火難再溫何能引陰哉不知無陰則陽不得引而無陽則陰亦不能引也治法宜用九分之陰藥一分之陽藥大劑煎飲使水火無偏勝之虞陰陽有相合之功矣方用奪命河車丹原熟地黃四兩人參一兩北五味子三錢北沙參二兩肉桂一錢水煎濾清再用壯盛紫河車焙燥研細末一兩沖入藥中和勻服一劑而血止二劑而陽倒連服四劑始有性命再將前藥減十分之七每日一劑服一月平復如故此方用熟地沙參以大補

其腎中之陰又能濟其相火之亢用人參河車急固其未脫之陽又能挽其已脫之陰用五味子以歛其耗散之精又能固其五臟之液用肉桂於純陰之中則引入於孤陽之内令其已離者重合已失者重歸倘不多用補陰之藥而止重用助陽之味雖亦能奪命於須臾必不能救陰於垂絶矣又方用加味兩儀膏原熟地黄五兩人參二兩九製大何首烏五兩牡丹皮二兩菟絲子五兩水煎濾清入童便一盞人乳一盞收成膏多服可全愈

有人夜不能寐口中無津舌上乾燥漸開裂紋甚生瘡點尺脉浮

大而心脉濇人以爲火起於心也誰知是心無液養而成燥乎夫心屬火最喜水養然而心中無液即無水無水灌漑則火爲未濟之火也既濟之火則火安於心宫未濟之火則火燥於心内心火下降腎水上升則成既濟之泰心火上炎腎水不升則成火水未濟之否以致各臟腑之氣見心之燥烈威猛不敢相通而津液愈少不能養心而心益燥矣何能上潤於口舌哉治法大補其心中之津則心不燥而口舌自潤然而徒補其津亦未必大潤也蓋心中之液乃腎内之精也故補水以生心清心以交腎烏可緩哉方用心腎兩資湯人參三錢茯神三錢棗仁

炒研三錢北沙參五錢山茱萸三錢芡實三錢懷山藥四錢栢子仁三錢北五味一錢麥門冬五錢原熟地黃一兩丹參二錢菟絲子二錢水煎服連進十劑夜臥得安而口中生津諸症全愈此方心腎同治補火而火足以相生補水而水足以相濟故不見焦焚之苦而反得其優渥之歡也又方用清心寧液丹亦妙人參二錢麥門冬五錢大生地黃一兩玄參三錢棗仁炒研三錢川黃連五分栢子仁三錢牡丹皮二錢生甘草一錢水煎服十劑全愈

有人咳嗽吐痰不已皮膚不澤少動則喘氣口脉大而濇人以爲

肺氣之燥也然肺燥何以得之内經曰夏傷於熱秋必病燥咳嗽吐痰皮膚不澤而動喘皆燥病也議者謂燥症必須補腎腎水乾枯而燥症乃成然而此燥非因腎之乾枯而來因夏傷於熱以耗損肺金之氣不必純補腎水但宜潤脾而肺之燥可解雖然脾爲肺之母而腎乃肺之子補脾以益肺之氣補腎而不損肺之氣子母相益而相濟肺氣不更加潤澤乎方用三濟湯麥門冬五錢天門冬五錢紫菀一錢甘草二錢杜蘇子炒研五分天花粉一錢原熟地黃五錢玄參二錢牡丹皮二錢懷牛膝二錢懷山藥三錢南棗五枚水煎濾清入甘蔗汁一茶杯沖和

服一劑氣平二劑嗽輕連服十劑痰少而喘嗽俱愈此方名爲三濟湯者脾肺腎同濟之方也濟脾即所以潤肺濟肺即所以滋腎三臟皆濟何燥之有哉又方用潤金滋燥丹亦効麥門冬一兩天門冬五錢生地黃一兩北沙參五錢北五味一錢桑白皮蜜炙一錢款冬花一錢紫菀一錢桔梗一錢甘草一錢牛膝二錢燕窩三錢梨汁一茶杯氷糖五錢水煎服

有人兩脇脹滿皮膚如虫之咬乾嘔而不吐酸關脉沉濇而左尺脉虛大人以爲肝氣之不順也誰知是肝氣之燥乎夫肝藏血者也肝中有血則肝潤而氣舒肝中少血則肝燥而氣鬱肝氣

既鬱則伏而不宣必尅脾胃之土脾胃受尅則土之氣不能運何以化精微以生肺氣乎故傷於中則脹滿嘔吐之症生傷於外則皮毛拂抑之象見似乎肝氣不順而實乃肝氣之燥也肝燥必當潤肝然而肝燥由於腎虧滋肝而不補腎則肝之燥不能速潤而肝之氣亦不能舒泄而脾之氣亦不能運化矣方用滋水兩生湯原熟地黃一兩白芍藥五錢白茯苓三錢白朮二錢牛膝三錢玄參二錢柴胡一錢廣陳皮一錢甘草五分神麴炒五分甘菊花二錢枸杞子三錢水煎服二劑而肝血生四劑而肝燥潤六劑而諸症退或謂肝燥而用白芍熟地濡潤之藥

自宜建功乃用白术茯苓柴胡神麯之類不以燥益燥乎不知過於濡潤反不得濡潤之益以脾喜燥也脾燥而不過用濡潤之藥則脾土健旺自能易受潤澤而化精微否則純於濡土必濕爛侵淫土氣不健脾先受損安能資益夫肝經以生血資益乎肺金以生水也故用燥於濕之中正善於治燥之法耳又方用滋水養肝湯亦効原熟地黃一兩白芍藥五錢川芎一錢柴胡一錢黑梔子一錢香附童便浸炒一錢懐牛膝三錢懐山藥三錢水煎服

有人口渴善飲時發煩躁喜靜而不喜動見水菓則快遇熱湯則

愶右關脉大且濇左尺脉亦大而數人以爲胃火之盛也誰知是水衰而胃氣之燥乎夫胃本屬土土似乎喜火而不喜水然而土無水之灌溉則成焦土何以生物此亢土也然而土過於水之灌溉無太陽火晒亦不能生物此寒土也况胃中之土陽土也脾中之土陰土也陰土非陽火不健脾中多濕斷難化精微陽土非陰水不養胃中無水斷難化穀食水衰而穀食難化土之望水以解其乾涸者不啻如大旱之望時雨也且人静則火降人動則火起内火既盛自索外水以相救喜飲水而惡熱湯又何疑乎第燥之勢尚未至於熱然燥之極必至熱之極矣

治法壯其水清其熱潤其燥則煩躁口渴自解矣方用清滋潤土湯玄參三錢生地黃五錢甘菊花二錢天花粉二錢白茯苓二錢麥門冬三錢北沙參三錢丹參二錢水煎服連服四劑而煩躁除再服四劑口渴亦解再服四劑全愈此方平陽明胃火者爲先壯腎水以潤燥者爲急蓋陽明胃火又得相火之助其勢乃烈雖治燥不必純用瀉火以傷其胃燥亦不除然而陽明之土燥即火熾之原故補其水使水盛而相火自息相火既息則胃火失勢而病尤易解此先發制火此治土燥之妙法耳又方用化津滋燥湯亦効玄參三錢生地黃一兩地骨皮三錢生

甘草一錢白茯苓二錢麥門冬五錢鮮竹葉三十張水煎服十劑全愈

有人肌肉消瘦四肢如削皮膚飛屑口渴飲水右寸關短濇而左關脉浮人以為風消之症誰知是脾燥之症乎蓋脾燥由於肺燥而肺燥由於胃燥也胃燥必至胃熱而胃熱必移其熱於脾脾熱而燥症成矣夫脾為濕土本喜燥也何反成風消之症乎脾最懼者肝木也木能尅土肝因胃火之旺即挾其風木之氣以相煽胃必更熱胃熱則脾亦熱矣脾熱得風則燥倘有火無風安能成其燥今脾土過於燥熱而何能外榮是以內外交困

而風消之症成矣方用清潤散肩湯治之麥門冬一兩黑玄參五錢紫胡一錢白芍藥五錢天花粉二錢柿霜五錢乳酥三錢水煎服四劑口渴止十劑肢膚潤二十劑不再消也此方潤肺而兼潤脾何消症之能愈以症成於肺故潤肺為主而潤脾兼之也方中加紫胡白芍大有深意最能舒其肝氣肝舒則木不尅脾脾氣得養而能散津布液於皮膚此脾燥之所以易潤又得玄參麥冬之類以清潤其脾胃肺金之火則火息而風寧故風消之病不難愈也又方用潤膚湯亦効生地黃一兩白芍藥五錢牡丹皮三錢知母一錢麥門冬一兩甘草二錢水煎濾清

入甘蔗漿一盞冲服

有人目痛之後眼角刺痛羞明喜暗左關脉虚澁而左尺脉微蒻人以爲肝火之熾盛也誰知是膽血甚乾燥乎夫膽屬木木中有汁是木必得水而後養也膽之系通於目故膽病而目亦病矣然而膽之系通於目不若肝之竅開於目也目無血而燥宜是肝之病而非膽之病然而肝膽爲表裏肝燥而膽亦燥矣膽與肝皆主藏而不主瀉膽汁藏而目明膽汁瀉而目暗蓋膽中之汁即肝内之血所化也故肝血少則膽汁亦少膽汁少即不能養膽養目矣治法不可徒治其火亟宜滋膽中之汁尤不可

純滋其膽中之汁更宜潤肝中之血而膽之汁自潤目中之火自解矣方用四物湯加味治之原熟地黄五錢川芎一錢當歸三錢白芍藥五錢柴胡一錢甘菊花三錢白蒺藜二錢牡丹皮二錢水煎服連服四劑而目痛之疾自除再服四劑而羞明善暗之病去再服四劑肝膽自潤矣四物湯原是補肝中之血也補肝而膽在其中矣且四物湯尤入心腎心得之而濡不來助膽之火腎得之而澤不來盜膽之氣心肝腎全無乾燥之虞而膽豈獨燥乎所以服之而奏功也又方用羚羊角散亦効羚羊角鎊二錢生地黄五錢當歸三錢白芍藥五錢牡丹皮二錢甘

菊花一錢决明子二錢枸杞子三錢柴胡一錢澤瀉一錢丹皮

二錢水煎服

有人雙目不痛瞳神日加緊小口乾舌苦脉得虛短而濇尺中甚數人以爲心火之旺也誰知是心包之乾燥而腎氣之大熱乎夫目之系通於五臟不止心包之一經也瞳神之光心腎之光也心腎之光健心腎之精氣旺也心腎之光短心腎之精氣衰也然而心之精必得腎之精交於心包而後心腎之精始得上交於目蓋心君無爲而心包有爲也所以心包屬火全恃腎水之滋益不交於心包則心無水濟而心宮無非火氣薰蒸乾燥

之拙何能內潤心而外潤目乎然則瞳神之緊小皆心宮之無水濟由於腎中熱而腎水之乾涸乎補腎以滋心烏可緩哉方用心腎還瞳丹原熟地黃一兩山茱萸五錢甘菊花二錢玄參五錢柴胡五分白芍藥五錢當歸身五錢懷山藥三錢牡丹皮五錢麥門冬五錢地骨皮三錢水煎服此方心肝腎同治之法也心經無水以養不單治心宮而重滋肝腎者以肝乃心之母也肝取給於外家以大益其子舍勢甚便而理甚順腎水漑心足以濟其緊急心氣一潤化緊而爲寬矣又方用生水還睛散亦效原熟地黃一兩原生地黃一兩天門冬五錢麥門冬五錢

地骨皮三錢黑料荳皮五錢白芍藥五錢枸杞子五錢甘菊花二錢牡丹皮三錢沙苑蒺藜三錢水煎服

有人秋後閉結不能大便手太陰脉濇而短足少陰脉甚大人以爲大腸之燥火也誰知是熱傷肺經之燥而大腸亦隨肺而燥也蓋肺與大腸相爲表裏肺燥而大腸不能獨潤且大腸之能開能闔者腎氣主之也腎足而大腸有津則能傳送腎涸而大腸無澤閉結不便欲大腸之不燥全藉乎腎水之相資也然腎水不能自生由肺金以生之也肺乃腎之母肺潤則易於生水肺燥則難以生陰腎水無源自救不暇何能顧其大腸哉治法

不必治大腸之燥惟補其肺腎之陰肺腎之陰旺則津液易生
而大腸自潤矣方用六味地黃湯加味治之原熟地黃一兩山
茱萸四錢懷山藥四錢白茯苓三錢牡丹皮三錢建澤瀉三錢
麥門冬五錢北五味一錢柿霜五錢水煎服連服四劑大便自
通切戒用大黃芒硝以開其結蓋此病本傷陰之症又加劫陰
之藥重傷其陰必成爲陽結之症使腹中作痛不計導之而不
得出不更可危哉何若大補其肺腎之陰使陰足而陽自化津
生而燥自潤液養而大便自通耶又方用當歸潤燥湯當歸一
兩麥門冬一兩天門冬五錢原熟地黃一兩松子肉一兩肉蓯

蓉三錢水煎濾清入乳酥五錢化服更妙

有人夏秋之間小便不通點滴不出手太陰與足太陽之脉皆大而濇人以爲膀胱之熱結也誰知是肺燥而膀胱亦燥溢乎夫膀胱之能通者由於腎氣之化亦由於肺氣之肅也膀胱與腎爲表裏而肺爲水道之上游二經之氣不失其正而水有源流二經之氣失其正而水多阻滯況乾燥之至既虧清肅之行後少化生之氣膀胱之中純是乾枯之象從何處以導其細流哉此小便之不通實無水之可化也治法不可徒潤膀胱而即當潤肺尤不可徒潤夫肺尤當大補夫腎腎水足而膀胱自然滂

沛何慮其燥結之不啓哉方用啓結生陰湯原熟地黃一兩山茱萸五錢車前子三錢麥門冬五錢薏苡仁五錢益智仁一錢肉桂三分川牛膝三錢地骨皮二錢北沙參五錢懷山藥四錢赤茯苓五錢水煎服此方補腎而仍補肺者滋其生水之源也補中而仍用通法者水得補而無濕滯之苦則水通而益收補之利也加益智以防其遺加肉桂以引其路滂沛之水自然直趨膀胱燥者不燥而閉者不閉矣又方用加味金匱腎氣湯原熟地黃一兩懷山藥五錢山茱萸五錢澤瀉四錢丹皮四錢白茯苓一兩肉桂五分附子童便製五分車前子三錢牛膝四錢

麥門冬五錢水煎濾清入童便半盞冲服更神

有人消渴飲水時而渴甚時而渴輕肺胃脉濇尺脉洪大人以爲心腎二經之火沸騰也誰知是三焦之氣燥乎夫消症有上中下之分其實皆三焦之火熾也下焦之火動而上中二焦之火翕然相從故爾渴甚迨下焦火息而中上二焦之火浮遊不定故又時而渴輕三焦同是一火何悉聽於下焦之令蓋下焦之火乃相火也相火一發而何能止遏故下焦之火宜靜而不宜動又易動而難靜也必得腎中之水以相制腎旺而水靜腎虚而水動矣水動則水虧水虧奚能制火乎火動必爍乾三焦之

津液則三焦更燥勢必仰望於外水之相救以迅止其大渴也欲解三焦之渴舍補腎水再有何法而使其不渴哉方用六味地黃湯加味治之原熟地黃一兩山茱萸五錢白茯苓三錢懷山藥五錢澤瀉四錢牡丹皮四錢麥門冬五錢北五味子一錢水煎服十劑渴輕二十劑渴解三十劑全愈六味湯原治腎水之不足加入麥冬五味子以治肺者非止清肺金之火也蓋補肺以助腎水之源肺旺而腎更有生氣矣腎水旺而腎火得水以相救自然寧靜不動而上中二焦之火無黨烏能興焰而爲燥渴哉又方用甘露飲加味治之亦妙原熟地黃一兩原生地

黃一兩天門冬五錢麥門冬五錢玄參三錢牡丹皮三錢栢子仁三錢金釵石斛五錢北五味一錢柿霜五錢嘉定花粉二錢水煎服又方用如露散亦妙黑料荳皮五錢烏梅肉三錢松子仁研一兩秋白梨汁藕汁甘蔗汁枇杷汁西瓜汁人乳各一盞白蜜一兩煎二盞服

有人大病之後小腸細小不能出溺脹甚欲死脉甚細濇惟尺脉結人以爲小腸之火也誰知是小腸乾燥而膀胱閉結乎夫小腸之開闔非小腸主之也半由於膀胱半由於腎氣故小腸之乾燥亦因膀胱之閉結而膀胱之閉結又成於腎氣之不足也

蓋腎水竭而膀胱之氣亦竭故小腸亦不潤澤矣治法必須大補腎中之水而補水又必須補肺金之氣以膀胱之氣化必得肺金清肅之令以行之也肺氣旺而水流而後助之以利水之藥則腎氣通而膀胱之水自利則小腸之水焉有不利者乎方用治本利水湯原熟地黄一兩山茱萸五錢麥門冬五錢車前子三錢北五味子一錢白茯苓五錢懷牛膝三錢劉寄奴二錢水煎服一劑水通再二劑腸寛小便如注矣此方不治小腸專治肺腎肺腎不燥則膀胱之閉結自開而小腸之燥乾自潤矣

又方用加味六味地黄湯治之更妙原生地黄一兩赤茯苓八

錢山茱萸五錢懷山藥五錢澤瀉四錢牡丹皮四錢車前子三

錢麥門冬五錢長燈心十根水煎服

痿證論

痿者痿軟無力欲動而不能舉也其證有五應乎五臟而生五痿在心曰脉痿在肝曰筋痿在脾曰肉痿在腎曰骨痿在肺曰痿躄內經曰肺熱葉焦五臟因而受之發爲痿痺本乎肺肺主身之皮毛心主身之血脉肝主身之筋膜脾主身之肌肉腎主身之骨髓故肺熱葉焦則皮毛虛弱急薄者則生痿躄也心氣熱則下脉厥而上上則下脉虛虛則生脉痿樞折挈脛縱而不任地也肝氣熱則膽泄口苦筋膜乾筋膜乾則筋急而攣發爲筋痿脾氣熱則胃乾而渴肌肉不仁發爲肉痿腎氣熱則腰脊

不舉骨枯而髓減發爲骨痿然而痿症何以得之於肺肺者臟之長也爲清虚之府覆蓋五臟邪熱之氣必由肺道而入於陽明若嗜欲無節則水失所養火寡於畏其火性上炎則發肺鳴鳴則肺熱而成痿躄也悲哀太過則包絡絶包絡絶則陽氣内動發則心下崩溲數血也故本病曰大經空虚發爲肌痺傳爲脉痿思想無窮所願不得意淫於外入房太甚宗筋弛縱發爲筋痿及爲白淫故經曰筋痿者生於肝使内也有漸於濕以水爲事若有所留居處相濕肌肉濡漬痺而不仁發爲肉痿故經曰肉痿者得之濕地也有所遠行勞倦逢大熱而渴渴則陽氣

内伐内伐則熱舍於腎腎者水藏也今水不勝火則骨枯而髓虚故足任身發爲骨痿故經曰骨痿者生於大熱也然痿症雖有五臟之分其病先因於肺其治在於胃蓋肺居五臟之上而主氣化行榮衛故肺氣熱則五臟之陰皆不足而諸痿生焉此痿之成於肺熱者明矣然其治胃者何也經曰治痿獨取陽明蓋陽明爲多氣多血之府故胃爲總司也凡所以調和五臟灑陳六腑滲灌谿谷榮養百脉者皆此氣血之用故陽明盛則宗筋潤而機關利陽明虚則諸脉不榮而筋骨痿軟難以舉動此痿之所以獨取陽明者又明矣大凡治痿之法毋論何臟所生

當以峻補陽明之氣血爲主然後察其所受之經而兼治之脉痿者養其心筋痿者調其肝肉痿者益其脾骨痿者補其精痿躄者潤其燥再推其脉理以明之治無失矣内經曰肺脉微緩爲痿瘻偏風脾脉緩甚爲痿厥微緩爲風痿四肢不用心慧然若無病腎脉微滑爲骨痿坐不能起則目無所見也張子和曰痿因肺熱相傳四臟其脉多浮緩而大今人便作寒濕脚氣治之驟用温燥之藥或針艾湯蒸痿蒻轉甚此證與治痺頗異風寒濕痺猶可針艾湯蒸惟痿症因熱而成若作寒治而用熱藥以火濟火是殺之也丹溪又謂諸痿皆起於肺熱傳入五臟散

爲諸證大抵只宜補養若以外感風邪治之寧免實實虛虛之患而夭人天年者是誰之過矣

痿證辨案

有人胃火薰蒸日冲肺金遂至痿弱不能起立欲嗽不能欲咳不敢及致咳嗽又連聲不止肺中大痛氣口與尺脉微緩陽明胃脉浮大而數人以爲肺癰之咳嗽而痛也誰知是肺痿之燥痛乎夫肺之成痿者由於陽明之火上冲於肺而肺經津液衰少不能滋陽明之焰於是肺金受制日積月累肺葉焦枯而痿症成矣每用清涼之藥不能制其亢炎之火非扞格清涼之故也

肺既大熱何能下生腎水水乾無以濟火則陽明之炎蒸更甚自然求救於水穀而水穀入胃火盛爍乾何能化津液以上輸於肺則肺之燥益甚乾涸而肺中清肅之令安能行哉所有之津液盡變爲涎沫濁唾矣肺液既已乾涸肺氣自怯所變涎沫濁唾若難推送而出此欲嗽之所以不利也然而涎沫濁唾終非養肺之物必須吐出爲快無柰其盤踞於火宅倘一咳而火必沸騰胸膈之間必至動痛此欲咳之所以不敢咳也迨忍之又忍至不可忍而咳嗽涎沫濁唾雖出而火無水養上冲於咽喉不肯遽下此咳嗽所以又連聲而不止也咳嗽至連聲不止

安得不傷損其乾燥之肺而作痛乎人見其痿弱不能起立或用治痿之藥愈傷肺氣奚能起痿乎治法宜清其胃中之火必須大補其肺經之氣然又不可徒補其肺經之氣更宜大補其腎中之水使水盛足以灌溉胃中之焰胃火一息肺自清涼矣方用生金起痿湯麦門冬一兩甘草一錢玄参五錢甘菊花二錢原熟地黃一兩天門冬五錢天花粉一錢象貝母一錢金銀花二錢水煎一碗濾清加甘蔗汁半盞梨汁半盞冲服連服四劑而咳嗽輕再服四劑而咳嗽止再服十劑而痿症除矣蓋陽明咳嗽而火初起者可用大寒之藥以瀉其火而病即愈因陽

明之氣初未衰也陽明之火久旺而咳嗽不利者因胃土亦衰宜補宜清而不宜瀉故用甘寒之劑以退火火始消散甘能生土寒能清火也胃火久旺由胃土之衰也生其土即所以瀉其火而胃土自健原能升騰胃氣化水穀之精微輸津液於肺中也又得之二冬花粉之類原能潤肺消痰則肺中更加潤澤又加之甘草蔗漿甘寒之品以滋降陽明胃中之火焰更加之金銀花貝母以消除其敗濁之毒則肺金何至再燥而胃火安能再熾更加熟地者以填補腎中之真水真水旺而肺金不必去顧腎子之涸則肺氣更安清肅下行於各府水生火息不必治

痿而痿病自愈也又方用紫菊飲亦効麥門冬一兩桔梗一錢甘菊花二錢貝母二錢原生地黄一兩紫花地丁二錢生甘草二錢白花百合五錢柿霜三錢枇杷汁一盞秋白梨汁一盞水煎服

有人胃火上冲於心心中煩悶怔忡驚悸久則成痿兩足無力不能動履左尺脉浮大而無力寸口脉緩甚而小陽明脉洪大不甚有力此屬胃火之盛非心火之旺也夫胃屬土而心屬火心乃生胃而胃不宜焚心然心火生胃則心火不炎胃火焚心則心火大燥此害生於恩也倘徒瀉心火則胃子見心母之氣寒

益增其炎氛愈添其心中之燥必下取於腎水而腎因胃火之盛熬乾肺金之液於是清肅之令失政何能下生腎水腎水既不生安能上濟心之燥則火益旺而水愈枯骨中無髓安得兩足之生力乎治法宜大滋其腎中之水又宜清其胃中之火兼益其心氣之燥則心火寧靜而胃火自息胃火既息則腎水自生腎水既生上可交心而潤肺中可滋胃而生土下可降火以膀胱也方用清胃生陰丹玄參五錢麥門冬一兩牡丹皮二錢甘菊花二錢原熟地黃一兩北五味一錢北沙參五錢金石斛五錢水煎服十劑即可行步二十劑怔忡驚悸之病除又十劑

煩悶痿弱之症去再服十劑全愈夫痿症無不成於陽明之火盛而炎爍肺金也然用大寒之藥如石膏大黄之類雖瀉火甚速然非多用之物宜暫而不宜常況痿症原是傷陰之病倘用之勢必至傷胃胃傷而脾亦傷脾傷而腎安得不傷乎故不若用玄參石斛之類以清其胃火而又不損其胃土則胃氣旺津液自生得丹皮五味以益其心而退炎得麦冬沙參以潤肺氣而生水得熟地以滋腎則上下相資水火既濟痿病豈有不愈者乎又方用石斛清胃散亦効金釵石斛二兩天門冬一兩麥門冬一兩玄參五錢黑料荳皮五錢栢子仁三錢水煎連服四

十劑全愈

有人陽明之火不解移熱於脾而不肯散善用肥甘炙煿之物愈動脾胃之火食後即饑少不飲食便覺頭紅面熱兩足無力不能行走右關脉浮緩而大人以爲陽明胃火之旺而成痿也誰知是太陰脾火亦旺而燥爍其陰乎夫痿症皆責之陽明何以太陰火旺亦能成痿蓋太陰與陽明爲表裏陽明火旺而太陰之火亦旺矣二火相合而搏結於中州所用飲食隨食隨消但不能生津液以漑臟腑止足以供火邪之消磨亦不能佐水之浸潤於是火旺水虧則腎中乾涸肺金本已焦枯何能生水化

精充足於骨中之髓骨既無髓則骨空無力何能起立以步履哉治法益太陰之陰水以勝其陽明之陽火又益少陰之真水以除其太陰之邪火則脾胃之中火無亢炎之害而後筋骨之内髓血有盈滿之機也方用胃寧益脾散人參二錢玄參五錢麥門冬五錢甘菊花二錢薏苡仁五錢懷山藥五錢金釵石斛一兩芡實五錢甘草三錢甘蔗漿一盞鮮竹茹二錢水煎服連進四劑便覺腹不甚饑再服四劑火覺少息再服二十劑全愈此方補脾胃之土即所以清脾胃之火也然而火之所以旺者正坐於土之衰耳土衰則不生津液而生虛火矣今於補土之

中加入玄參石斛麥冬葳蕤甘菊微寒之藥則脾胃之火自衰而脾胃之土自旺則津液易生自能灌注於臟腑之間轉輸於筋骨之内火下温而不上發頭面無紅熱之侵何至脛趾之乏力哉或曰火盛易消以至善饑似宜用白虎湯之類以直瀉其脾胃之火然不知脾胃之氣衰而生火若用之乃不損其有餘而反傷其不足恐未可爲訓也不知脾胃之土俱可益而不可傷傷土而火愈旺矣故補陰則脾胃之焰自息瀉火則陰陽之氣俱傷肉痿之症何能取効哉又方用脾胃兩寧丹亦効知母二錢麥門冬一兩原生地黄一兩黑料荳皮五錢甘菊花二錢

甘草二錢金釵石斛一兩淡竹葉二錢水煎服

有人大怒之後兩脇脹滿胸間兩旁時常作痛遂至飯食不思口渴索飲久則兩腿痠痛後則遍身亦痛或痛在兩臂之間或痛在十指之際痛來時可卧而不可行足腰筋麻闌脉微緩人以爲痰火之作祟也誰知是肝經之痿症乎夫肝經之所以成痿者由肺金失清肅之令不能制其肝木之横亦由陽明之火助之也若陽明無火肺金清肅焉能成痿當其大怒時損傷肝氣則肝木必燥木中無水以養必來取給於脾胃然脾中無水而不能供肝木之燥勢必取胃中之水以自養胃中熱盛水皆沸

騰肝氣轉熱胃土轉傷所以飲食少用不化津液以生腎水腎無水以養肝而肝中無非火氣胃亦出其火以增木火之焰然而肝性喜動而火性亦喜動遂往來於經絡之間而作痛倘更加色慾則精泄之後無水制火自然足軟筋麻呻吟於卧榻之上而不可行動也治法必須平肝以和解而併不可純瀉陽明之火惟是陽明久爲肝木之尅則胃土必虚若再加瀉火之藥胃氣烏能不傷必須清陽明之火仍不損陽明之氣則胃火始能解散而肺金亦能清肅下行生水以救木矣方用平肝清胃湯黑山梔二錢白芍藥五錢當歸身三錢甘菊花二錢女貞子

三錢地骨皮三錢牡丹皮三錢青黛一錢柴胡一錢金釵石斛五錢鮮竹葉五十片水煎服連服四劑而諸症少除再服四劑口思飲食再服十劑全愈此方平肝火以和解其肝氣清胃火以滋肺金之生水肝氣和則胃土健飲食自進津液足則肝不燥血能榮筋真水充而骨髓裕力能步履所以筋痿之症自能起矣又方用養陰平肝散亦効原熟地黃一兩白芍藥炒一兩金釵石斛一兩懷牛膝五錢牡丹皮三錢黑山梔二錢麥門冬五錢水煎服

有人素常貪色加之行役勞瘁傷骨動火復又行房鼓勇大戰遂

至兩足痿弱，立則腿顫，行則膝痛，卧床不起，然頗能健飯易消，左尺脉大而滑數，右關寸脉浮緩，人以爲中消之症成矣，誰知是腎火之盛，引動胃火而成骨痿乎。夫骨痿之起者，先因肺金極熱，上源乏水，相火妄動，遂使精竭水乾，胃火大燥，必求在外之水穀以相救援，似乎中消之症，然不知胃爲腎之關門，胃之開闔，腎司之也，腎火直冲於胃，而胃之關門曷敢阻之，且同羣助勢以聽腎火之升騰矣。况腎火爲相火，相火即龍雷之火也，相火喜動，胃火亦喜動，二火齊動，銷鑠更烈，腎水有立盡之勢，惟其飲食易消，猶有水穀以養其陰，雖不能充滿於骨中，亦可少滋於脾胃故但成痿而不至於死亡也治法急宜大補腎水以制陽光亦不宜瀉陽光而傷真氣則骨痿之症漸能起床矣方用起痿濟陰丹原熟地黃二兩山茱萸五錢麥門冬一兩北沙參五錢金釵石斛一兩玄武膠五錢懷牛膝五錢澤瀉三錢黑料荳皮五錢水煎服十劑腿顫足痛之病去再服二十劑可以步履飲食不至易饑再服三十劑可全愈此方大補肺腎之陰全不去瀉胃陽之火譬如城內糧足則士馬飽騰安敢有鼓噪之聲而興攘奪爭取之患乎又方用存陰補髓丹亦効原熟地黃二兩玄參三錢枸杞子一兩金釵石斛一兩川牛膝五錢

女貞子五錢陳阿膠三錢天門冬五錢水煎服十劑痛止服二月步履照常矣

有人煩躁口渴面紅耳熱時索飲食飲後仍渴食後仍饑兩足乏力不能起立吐痰甚多右關脉浮緩無力氣口脉浮大人以爲陽明之實火也誰知是陽明之虛火乎夫陽明屬陽火亦宜實何以虛火名之不知胃火初起爲實久則爲虛當胃火之初起也口必大渴身必大汗甚則發狂登高而呼棄衣而走其勢甚急所謂燎原之禍也非實火而何若胃中之虛火時起時滅口渴不甚汗出不多雖讝語而無罵詈之聲雖煩悶而無躁擾之

動得水而渴除得食而饑止此乃零星之餘火也非虛火而何如胃火實者脉必洪數而有力胃火虛者脉必浮緩而無力今右關脉浮緩無力非虛而何倘實火不瀉必至熬乾水液有焦焚之變虛火不清則銷爍骨髓有亡陰之禍陰髓既亡安得不成痿乎故治痿之法必須先清胃以潤肺而加之生津生液之味自然陰升而陽降轉禍而爲祥也方用清胃全陰丹原生地一兩玄參五錢麥門冬一兩白茯苓三錢人參二錢麥芽炒一錢神麯炒一錢天花粉二錢鮮竹葉五十片水煎服四劑陽明之火漸息再服四劑煩躁饑渴之症除更用二十劑痿症全愈

此方清胃火之餘氛不去損胃土之生氣胃氣一生而肺金自潤津液亦自充盈上能溉燥中能澤及脾胃下能灌注腎經分養骨髓矣倘用大寒之藥直瀉其胃火則胃土勢不能支必至生意索然元氣之復反需歲月矣譬如大亂之後巨魁已獲爲從而強者先已盤掠城中所有而去所存者不過無用之餘黨大半俱是良民止用一文臣招撫之有餘若仍用大兵搜索勦除則鷄犬不留玉石俱焚惟空城獨存招徠生聚尚有數十年而不可復者矣何若用勦撫兼施之爲善耳又方用神功四參散亦妙人參二錢麥門冬一兩北沙參五錢天花粉二錢玄參

五錢丹參五錢甘草一錢神麯炒二錢川石斛五錢鮮蘆根二
兩水煎服

有人好酒久坐腰痛漸次痛及右腹又及右脚又延及右手不能
行動已而齒痛氣口與胃脉微緩而濡人以爲中風之偏枯而
痛也誰知是肺熱而成痿躄之症乎或謂痿不宜痛今腹脚手
齒俱痛恐非痿也嗟乎諸痿皆起於肺熱人善飲則肺必熱經
曰一飲下咽肺先承之何况酒性之大熱乎又云治痿必取陽
明陽明者胃也胃主四肢豈獨脚耶齒痛腹痛亦由陽明之病
耳夫痿雖熱病而熱中有濕不可不察惟其酒性最動濕熱痿

壽命無窮　卷之三　痿症　三八

症兼濕重者必筋緩而軟身重難移痿症兼熱多者必筋急而痛痛無定時是痿病未嘗無痛也茍不祛濕以清火而反助濕以動熱則痿症不能痊轉增添其痛矣治法宜清陽明爲主退肺熱爲輔佐之以瀉火利濕之品則諸痛可止而痿症可起矣方用釋痛除痿湯北沙參五錢白朮二錢薏苡仁五錢白茯苓三錢當歸二錢生地黃五錢麥門冬五錢玄參三錢神麯炒一錢枳椇子二錢天花粉二錢水煎服四劑而痛止再服四劑病除而愈此方入陽明以清胃氣滋肺金以輸腎水肺胃之熱既清津液自潤手足有所榮養痿症有不頓起者哉又方用解醒

起痿丹亦妙白朮二錢人參二錢葛花一錢麥門冬一兩茯苓三錢半夏製一錢石膏三錢黒山梔二錢水煎服

有人肥胖好飲素性畏熱一旦得病自汗如雨四肢俱痿且復悪寒小便短赤大便或溏或結飲食亦减診手太陰與足陽明之脉微緩人以爲感中風之症也誰知是痿症已成之矣夫痿有五皆起於肺熱好飲之人未有不熱傷肺者也胃爲肺之母胃欲救熱傷之肺必得胃中之津液以滋其肺金之炎然而胃土日受肺子之熱胃液熬乾自顧不暇焉能分潤於肺子也必須速治胃土以救肺金則痿可起矣故經曰治痿獨取陽明正言

其治胃也胃土不足而不能上生肺金金受火制而不能下生腎水水乾則火更盛而肺金益傷矣况胃主四肢肺主皮毛今病四肢不舉非胃土之衰乎自汗如雨非肺金之匱乎明是子母两病不急治胃何能救肺以生水哉方用滋母救子湯玄參三錢麥門冬一两芡實五錢白茯苓三錢人參二錢甘菊花一錢女貞子三錢生地黄五錢天門冬三錢黄芩一錢天花粉一錢水煎服十劑而胃氣生二十劑肺熱解三十劑痿廢起四十劑病愈此方重治陽明以扶胃土不必純補其腎而宜清金益肺使肺氣旺則金氣清肅而肺葉開張必能自生腎水矣李東

垣立有清燥湯亦可治痿不若此方之更神耳如飲酒太過之
人可加柞木枝三錢葛花一錢更神又方用化酲湯亦効麥門
冬一兩玄參三錢柞木枝二錢北沙參五錢天門冬三錢黄芩
二錢金釵石斛一兩象貝毋去心研二錢六神麴炒焦一錢水
煎服多用取愈

消症論

夫人之水火得其平氣血得其養臟腑得其和何消之有適或攝養失宜陰陽偏勝津液枯槁以致相火妄動燔爍其真陰煎熬其腸胃至此成消經曰二陽結謂之消二陽者手陽明大腸足陽明胃也故素問有消癉消中消渴風消膈消肺消之說病機又謂消渴之疾三焦受病也上消者肺也多飲水而少食大便如常小便清利知其燥在上焦也消中者胃也渴而飲食多小便赤黃熱能消穀自汗而瘦知其熱在中焦也消腎者初發而小便頻數渾濁如膏淋腿瘦肌削面色黧黑而耳焦知其熱

在下焦也張子和又謂三消之說當從火斷火之爲用燔木則消而爲炭煉金則消而爲汁煅石則消而爲灰煎海則消而爲鹽乾汞則消而爲粉熬錫則消而爲丹故澤中之潦消於炎暉鼎中之水乾於壯火蓋五臟心爲君火正化三焦爲相火正化膽爲相火對化得其平則烹鍊飲食糟粕去焉不得其平則燔灼臟腑津液竭焉蓋人一身之心火甚於上爲膈膜之消甚於中爲腸胃之消甚於下爲膏液之消甚於外爲肌肉之消上甚不已則消及於肺中甚不已則消及於脾下甚不已則消及於腎肝肝甚不已則消及於筋骨四臟皆消盡則心始自焚而死

矣消渴一症未有不同歸於火之有餘水之不足津液乾涸而然治法無分上中下之消先治其腎水腎水足而心火可降故天一之水腎實主之膀胱爲津液之腑所以宣行化令而腎水上乘於肺故以肺爲津液之藏通徹上下隨氣升降是以三焦臟腑皆囿乎真水之中素問以爲水之本在於腎生在於肺者此也真水不竭安有所渴哉人情恣耽酒色好食炙煿辛辣動火之味或食升陽金石之藥遂使火升而不降水衰而不升水火分而不能既濟臟腑枯涸津液爍乾日夜好飲而難禁此爲上消宜清心火而補腎水使肺得清化之令則渴自止若飲水

多而小便赤黄善饑不煩乃爲中消宜清胃火而益腎水則脾得健運之機而胃得清化之令則消中自治若小便淋如膏糊欲飲不多隨卽溺下此爲下消宜清膀胱之濕熱益腎水之本源使健運之令有常生化之機不失消濁自無矣若病久不愈上下傳變能飲能食而小便稠粘頻數或不聞其嗅反作甜氣此三焦之症病日深痼而真元之氣竭甚者目無所見或手足偏廢世之病消渴者類多如此雖欲救治不可得也

消渴辨案

有人消渴之病氣喘痰嗽面紅虛浮口舌腐爛咽喉腫痛得水則

解每日飲水約得一斗氣口與尺脉浮大而心脉甚數人以爲上消之病也誰知是肺氣燥熱而成消渴乎夫肺屬金金宜清肅而不宜燥烈何火熾如此蓋心火刑之也肺爲心火所刑則肺金乾燥又因腎水之虧欲下生腎水無奈肺氣熱乾其肺中之津液自顧不遑安得餘津以下潤夫腎乎肺既無内水以生腎乃索外水以濟之然救其本宮之火炎而終不能益腎中之真水腎又不受外水之濟而與膀胱故飲水而即洩也治法似宜瀉心中之火以救肺金之熱矣然而肺因心火之發渴日飲外水用大苦大寒之藥以瀉其火之亢則消渴可止然而苦寒

之味能瀉實火而不能瀉虛火之上升勢必先入胃而後脾乇脾而後肺乇肺而後腎乇腎而後肝乇肝而後心也故肺火燥盛而不解者正苦於脾胃之虛土不能生金之故苟再用大苦大寒之劑必至損傷脾胃之氣肺金何以生養哉必須仍治肺金之虧而少加補土之味則中土不傷而肺金受益清肅之令可行而消渴之症自止也方用清上濟下丹麥門冬一兩天門冬一兩人參二錢生地黃五錢白茯苓五錢懷山藥三錢柿霜五錢牡丹皮二錢金銀花二錢水煎服十劑渴減二十劑全愈此方重治肺而輕治胃與脾治肺而不損其金清火而不傷其

土土旣不傷必能生金肺旣清肅自能生水又何疑乎惟方中加入金銀花者火刑金而多飲凉水則寒熱相擊熱雖暫解於今時而毒必留積於平日用清金之藥以解其熱不能解其毒也與其日後毒發而用散毒之品何若乘解熱之時即兼解其毒先杜其後患哉況金銀花不特解毒而且善以清火一味而兩用之也又方用清金解渴散麥門冬一兩天門冬一兩白茯苓三錢車前子二錢北沙參五錢紫花地丁三錢牡丹皮二錢熟地黃五錢水煎服

有人消渴之病大渴恣飲一飲數十碗始覺胃中少快否則胸中

嘈襍如虫上鑽易於饑餓得食渴減不食渴尤甚足陽明之脉緊左尺脉大無力人以爲中消之病也誰知是胃消之病乎夫胃消之病大約成於膏粱之人居多恣食燔熬烹炙之物肥甘醇厚之味過於貪饕釀成内熱津液乾涸不得不求濟於外水水入胃中不能游溢精氣上輸於肺而肺又因胃火之熾不能通調水道於是合内外之水建瓶而下飲一溲二不但外水難化且平日素醖水精竭絶而盡輸於下較暴注暴泄爲尤甚此竭澤之火不盡不止也使腎水未虧尚可制火無如膏粱之人腎水未有不素乏者也保水之不爍乾足矣安望腎水之救援

乎内水既不可制勢必求外水之相濟而外水又不可以濟也於是思食以濟之食入胃中止可解饑於須臾終不能生水於旦夕不得不仍求水以救渴矣治法宜少瀉其胃中之火而大補其腎中之水腎水生而胃火可息腎水竭而關門大開何從止其胃火之沸騰哉方用關門自閉湯石膏五錢黑玄參五錢麥門冬一兩原熟地黃一兩青蒿三錢黑料荳皮五錢水煎二盞以資其渴飲二劑而渴減六劑而食減十劑消渴盡止減去石膏加金釵石斛一兩再服三十劑全愈此方少用石膏青蒿以清胃火多用地黃黑荳皮玄參以填補腎水重用麥門冬以

益肺氣肺氣清肅腎水自能灌溉未嘗閉胃之關門也然而胃火之開由於腎水之開腎水之開由於腎火之動也而腎火之動又由於腎水之乏也今補其腎水則水旺而腎火無飛動之虞又益其肺氣則水生而腎精無竭絕之憂肺腎既安於本宅而陽明之火何能獨開於胃關此不閉之閉真神於閉也又方用天生白虎止消湯亦効人參三錢白茯神三錢玄參五錢生地黄一兩知母一錢麥芽炒二錢穀芽炒二錢金釵石斛一兩麥門冬一兩水煎濾清入甘蔗汁一飯碗西瓜汁一大碗冲和藥中服更勝前方

有人消渴之症小便甚多飲一斗溲一斗口吐清痰投之水中立時散開化爲清水面熱唇紅口舌不峭脉皆微小人以爲下消之病也誰知是腎水泛上作消乎夫腎水泛上水升於咽喉口舌之間宜乎不渴何以渴之甚也然不知腎中之虛火上遊腎中之水亦隨而上泛不散津而聚痰者因下寒之極龍雷之火不能潛藏一發而不可制宜引而不宜逐可以水中引之此等消渴仲景張夫子腎氣丸最妙定是方以治漢帝之消渴者也今症相似少爲增減治之原熟地黃一兩懷山藥五錢山茱萸五錢牡丹皮三錢建澤瀉三錢白茯苓三錢麥門冬一兩北五

味一錢黑玄參五錢肉桂二錢水煎冷服一劑渴減半三劑全愈龍火浮遊乾燥之極非六味加玄參斷不能止其焰非肉桂必不能導火歸其宅北五味山茱萸非用之以益精實取之以止渴君主熟地爲陰中之陰味厚壯水故能滋少陰以補腎丹皮澤瀉鹹寒鹹能潤下寒能勝熱山藥茯苓甘淡甘從土化土能防水今消渴之甚未免過飲茶水中土必傷故用之以益脾胃而培萬物之母土健自能布津液於廉泉而不作渴也茯苓之平淡者平能調劑淡能滲濕使腎中之濕邪盡從膀胱而出加之麥冬者以龍火久居於上游未免損肺故用之以潤肺而

生其氣則肺金生水火得水而易歸經也或謂消症而用腎氣湯足以治渴何必又增玄參之寒涼者然不知玄參入腎經善消浮游之火雖其性大涼非用肉桂不足以制其寒故用涼潤則居其七温熱則居其三調和於水火之中補腎於陰陽之内又有麥冬五味之助正不見其熱惟見其温潤而止消渴也得太陽之光龍火自歸於腎宮而上熱可解得真水之盛雷火定藏於本宅而下洩可止此腎氣湯之功神而且速也又方用水火止氣湯亦効原熟地黄二兩肉桂二錢白茯苓五錢丹皮五錢麥門冬一兩玄參三錢枸杞子五錢水煎服

有人消渴之症口乾舌燥吐痰如蟹涎白沫氣喘不能卧但不甚大渴渴時必須飲水然既飲之後即化爲白沫診手太陰與足少陰之脉浮散人以爲上消之病也誰知是腎火上沸而成消症乎夫腎中有火乃水中之火也火生水中亦火藏於水内火無水不養亦無水不藏明是水之制火也然而水之不足必至火之有餘而火反勝水火欺水之不能相制於是越出於腎宮上騰於咽喉口齒之間火以水原不能離者也火既上升水必隨之而上升矣水即不欲上升釜底火燃安得不沸騰哉惟是水涸以致沸騰而烈火日炊自成焦釜不以外水濟之得乎然

焦釜而純沃之以水釜底之薪不抽而釜中之水斷不能冷仍然沸騰於上故吐如蟹之涎沫耳治法不必直瀉其火此火乃相火非君火也君火可瀉而相火不可以直瀉也惟宜大補腎經之真水使真水盛足以制陽光之火也方用抽薪止沸湯麥門冬二兩原熟地黃二兩山茱萸八錢白茯苓八錢北沙參八錢澤瀉四錢水煎二盞服一劑渴少止再劑渴又止半月全愈此方用熟地山茱以大補腎水更加入麥門冬者豈滋肺以生腎乎不知久渴之後日吐白沫則熬乾肺液使但補腎水火雖得水而下降則肺中乾燥無津以潤安能保肺氣之不告急乎

肺熱既久而肺癰肺痿之成未必不始於此故補其腎而隨滋其肺不特子毋相生且防禍患於未形者也加入茯苓澤瀉者因飲水過多膀胱之間必不清利今驟用熟地茱萸麥冬分兩之多若不抽分於下則必因補而濕火留滯得茯苓澤瀉以疏通之則補陰而無膩隔之憂水下趨而火有上沸之危使火就下而水自上升則消渴之症化爲清涼津液之府矣又方用六味地黄湯加味治之亦妙原熟地黄一兩白茯苓五錢牡丹皮四錢懷山藥五錢建澤瀉四錢山茱萸五錢麥門冬一兩北五味二錢水煎服

有人素健飲啖忽得消渴之症日飲水數斗食倍而溺數服消渴藥益甚是太陰與少陰細脉而數人以爲有虫而成消也誰知是脾腎氣虛濕熱熾盛而成消乎夫消渴之症皆脾壞而腎敗脾壞則土不勝水腎敗則水難敵火二者相合而病成倘脾又不壞腎又不敗宜無消渴之症矣不宜消渴而消渴者必脾有熱熾殺穀甚速病得之於飲啖酒菓而致之者也夫酒能生熱熱甚則饑非飽餐則不能解其饑然多食則愈傷其脾而更動其火矣火既内熾非水不能相濟腎水既衰必求外水以相救飲水既多不得不多溺也治法理脾中之虚熱又宜兼助膀胱

以分利其濕熱佐之解酒消菓之味則火毒散而消渴之病自除方用蜜香散木蜜三錢麝香三分酒爲丸更用川黄連一錢茯苓五錢廣陳皮五分神麯炒一錢人參二錢黑料荳皮三錢煎湯送丸藥日用三丸丸盡而愈此丸用麝香者取麝能散酒也且麝香最尅瓜菓之積瓜菓初生被香觸之即不結子非明驗耶木蜜乃枳椇子也釀酒之房苟留木蜜酒化爲水故合用二味以專消酒菓之毒也酒菓之毒旣消用參麯黄連之類以平脾中之虚熱又得茯苓黑荳皮以平腎氣之虚熱則腹中清凉何消渴之有哉又方用理脾消飲散亦効人參二錢天花粉

二錢白茯苓五錢枳殼一錢厚朴炒一錢麥門冬一兩懷山藥五錢神麯炒一錢水煎濾清亦送蜜香散

肖昌

關格論

內經曰病久則傳化上下不併良醫弗謂此正指關格而言也陽在上者不能下陰在下者不能上則天地不交而運化之機緘窮矣欲降其陽則陰傷欲升其陰則陽敗雖良醫弗能措手也張景岳曰關格之症皆孤陽之逆候實真陰之敗竭也故六腑之陰脫者曰格陽五臟之陰脫者曰關陰臟腑之陰俱脫故曰關格其狀胸中覺有所碍欲升不升欲降不降欲食不食如氣之橫格也其症皆因鬱遏之氣蘊蓄不出積久成痰更難轉輸或嗜慾耗其真陰或七情加其內損損於上者爲格損於下

者爲關格則横格在上中氣滿悶膈塞不通發則欲絶關者關閉於下小腹急疾或腹滿填塞欲升不升欲出不出而爲關閉之症二者皆爲難治必須在下之氣升而提之在上之氣降而下之或助其榮血之虧或益其衛氣之弱或解其肝氣之鬱或開其閉塞之痰此治關格之大意也丹溪又謂此症多死寒在上熱在下寒在胸中遏絶不出有死入之理故曰格熱在下焦填塞不通有死出之理故曰關又曰格則吐逆不出關則大小便不得氣之不通榮衛不能和五臟六腑之精氣不能週流關於下而閉於關門也精氣不行榮衛有所稽留痰涎有所壅結

病於上而格於賁門也此症多由噎食之所起噯氣之所生治必調氣爲先氣調則能升降而關格可除矣然又當推其脉息以明之内經曰人迎一盛病在少陽二盛病在太陽三盛病在陽明四盛已上爲格陽寸口一盛病在厥陰二盛病在少陰三盛病在太陰四盛已上病在關陰人迎與寸口俱盛四倍已上爲關格關格之脉羸不能極於天地之精氣則死矣仲景又謂脉浮而大浮爲虛大爲實在尺爲關在寸爲格關則不得小便格則吐逆心脉洪大而長是心之本脉也上微頭小者則汗出下微本大者則關格不通不得尿無汗者可治有汗者死趺陽

脉伏而濇伏則吐逆水穀不化濇則食不得入此爲關格之脉
不可不辨也

關格辨案

有人病關格者食至胃而吐欲大小便而不能出眼目紅赤眼珠
暴露兩脇脹滿氣逆拂抑求一通氣而不可得尺寸之脉濇而
關脉沉伏人以爲胃氣上升而吐也誰知是肝氣之横格欝遏
而難舒乎夫關格之症宜分上下一上格而不得下一下關而
不得出也今上既不得入而下又不得出是真關格之危急病
也治之原有吐法上吐則下氣可通今不必用吐藥而先已自

吐是用吐藥無益矣若用下導之法則上既無飲食下胃而大
腸空虛即用導藥止可出大腸之糟粕鞕屎而不能通小腸之
氣又不能輸膀胱之路是導之亦無益也必須仍用平肝解鬱
和中爲宜但渠不可遽然多服須漸漸飲之初不受而後自受
矣方用開門散白芍藥五錢白朮炒焦五錢白茯苓三錢陳皮
一錢當歸五錢柴胡二錢蘇葉一錢牛膝三錢車前子二錢黑
梔子三錢天花粉二錢上沉香磨五分水煎一碗緩緩呷之一
劑而受矣一受而上吐自止再受而下溲自通也此方直走肝
經而養肝血以解鬱又善和中而健土中氣一和則上格可開

肝陰得養則下關自啓所謂扼要爭奇也倘用香燥之藥以耗胃氣適足以堅其關門而動其格據矣又方用啓格通關散亦効白芍藥五錢白茯苓三錢枳殼五分神麯炒一錢白荳蔻一粒川芎二錢柴胡一錢生薑汁一大匙水煎服一劑即開二劑全愈愈後須用和中養陰之劑調理則無關格之再發矣

有人無故忽然上不能食下不能出者胸中脹急煩悶不安大小便窘迫之極兩關脉沉伏氣口脉浮人以爲關格之症也誰知是少陽之氣不通乎夫少陽膽也膽屬木木氣最喜舒泄因邪氣所襲則木不能條達而氣乃閉矣於是先尅胃而後尅脾脾

胃受木之刑不去生金而併不生大腸之氣矣肺金因脾胃之氣不生失其清肅之令而膀胱小腸無所禀遵故一齊氣閉矣此症原可用吐法一吐而少陽之氣升騰可愈其次則用和解之法和其半表半裏之間而膽木之鬱結自通二法相較和勝於吐吐必傷五臟之氣而和則無損其正氣也方用健土舒鬱散柴胡一錢白芍藥三錢甘草一錢枳殼五分人參一錢薄荷一錢白茯神三錢牡丹皮二錢當歸身三錢水煎緩緩服之三劑則可以開格矣上格一開而下關自啓矣此方乃逍遥散之變方也逍遥散中有白朮未嘗不可開關也今改用薄荷枳殼

丹皮人參者使其平肝入脾胃甚速亦尤易於解鬱也又方用解舒湯亦效柴胡一錢白茯苓三錢當歸身三錢白芍藥五錢蘇葉一錢黃芩一錢真川鬱金二錢甘草一錢鮮竹茹一錢水煎服

有人吐逆不得飲食又不得大小便人迎與寸口之脈數大而尺脉反伏此五志厥陽之火太盛不能榮於陰遏抑於心胞之内頭上有汗乃心之液外亡自焚於中也存亡之機間不容髮此關格最危之症人以爲氣之不通也欲用腦麝之藥以劫開其門必至耗散真氣速歸陰府矣治法宜調其榮衛不偏於陰不

偏於陽一味沖和毋犯胃氣使其臟腑自為敷布不必問其關從何開格從何啓一惟求之中焦握樞而運以漸透於上下之間調停於榮衛之內因其勢而利導之機庶幾無扞格之患耳方用和中啓關散麥門冬五錢人參一錢甘草五分栢子仁三錢滑石水飛一錢川黃連一錢白芍藥五錢川桂枝三分天花粉一錢五分水煎濾清入松子仁研細五錢沖和服一劑而上吐止再劑而下閉通矣此方解散中焦之火更能舒肝以平木木氣既平而火熱自藏方中最妙者用黃連與桂枝也一安心以交於腎一和腎而交於心心腎兩交則榮衛陰陽之氣無不

各相和好，陰陽既和而上下兩焦安能堅閉乎？此和解之善於開關也。又方用清心啓腎丹亦効。人參一錢　白朮炒焦，三錢　牡丹皮二錢　川黄連二錢　玄參一錢　甘草一錢　川桂枝五分　半夏製，一錢　柴胡五分　當歸身二錢　水煎服。

有人上吐下結，氣逆不順，飲食不得入，溲溺不得出，腹中作疼，手按之少可，人以爲此寒極而陰陽易位，脉濇而伏也，法當吐，不吐則死。然而不必吐也。夫上部無脉，下部有脉，吐之宜也，以食填塞於太陰耳。今脉濇而伏，非上部無脉、下部有脉之比，况所食之物已經吐出，是非食填太陰也。胃爲腎之關門，腎之氣不上則胃之關必不開腎之大小便必不行膀胱之氣化必不利也腎氣不通於三經則便溲何從而出然則上下開闔之權衡全在乎腎也治法必須大補其腎中之水又宜補其腎中之火水無火不行火無水不濟故腎中之水火兩旺則關格不治而自治不開而自開矣方用水火兩補丹原熟地黃砂仁末拌炒一兩山茱萸四錢白茯神五錢車前子三錢人參二錢麥門冬一兩北五味五分肉桂一錢白朮炒焦五錢牛膝三錢肉蓯蓉洗去鹽三錢水煎服連服二劑上吐止而下結亦開矣再服四劑全愈此方補腎中之水火而又能通腎中之氣氣足而上可

達心中可達胃下可達膀胱大小腸矣倘純用香燥寒涼之藥以救胃則胃氣愈傷倘純用攻利消導之劑以救膀胱大小腸則膀胱大小腸愈損何日是開關解格之日哉又方用化腎湯亦効原熟地黃砂仁末拌炒二兩肉桂二錢川牛膝三錢水煎松子仁一兩研爛冲服一劑卽通二劑可愈

有人一時關格大小便閉結不通渴飲涼水少頃卽吐又飲之又吐面赤唇焦粒米不能下胃脉甚沉伏人以爲脉絶之不治也誰知是格陽不宣腎經寒邪太盛之故乎夫腎屬少陰喜溫而不喜寒也寒邪入腎則陽無所附陽欲杜陰而不能陰且格陽

而愈勝於是陽不敢居於下焦而盡逆冲於上焦咽喉之間難於容物而作吐矣夫陽宜陰折熱宜寒折似乎陽熱在上宜用陰寒之藥以治之然而陽熱在上而下真陰寒也用陰寒以折陰寒正投其所惡也不特無功而反有大害蓋上假熱而下真寒也非用真熱假寒之法從治之斷不能順其性而開其關也方用白通湯治之方中原是大熱之味得人尿猪膽以亂之則下咽覺寒而入腹正熱陽可重回而陰可立散自然脉通而關啓矣然後以大劑八味湯投之不至關再閉而格重生也又方用丁香桂朮湯亦神白朮炒焦五錢肉桂一錢人參二錢丁香

[illegible]關格

一錢白茯苓五錢水煎好濾去渣加無病童子小便半盞探冷
緩緩服之一劑即安

痞滿論

內經曰陽明之復心痛痞滿注以清甚於內熱欝於外太陽之復心胃生寒心痛痞滿注以心氣內燔傳化之紀病痞畢堅之紀留滿痞塞太陰所至爲積飲痞隔注皆以陰勝陽也其受病之臟在心脾其受邪之端則不可一言而盡天氣之六淫外感人氣之五氣相乘陰陽之勝負飲食七情之過節皆足以亂其火土之氣蓋心陽火也脾陰土也心主血脾主濕凡傷其陽則火怫欝而血耗傷其陰則土壅塞而成痞河澗曰痞與否同不通泰也謂精神榮衛氣血津液出入流行之紋理閉塞而爲痞

也東垣又謂痞者心下滿而不痛是也然痞與脹亦有分别脹
滿者内脹而外亦有形痞者内覺痞悶而外無脹急之形者也
此因七情飲食氣鬱結於中脘故腹底微痛心胸痞滿膈塞不
通飲食不思是也滿者濕與痰飲填於中宫皆土之病也蓋痞
之爲病所感不同有中氣不足濕熱太盛而成者有因積勞傷
中氣虚不運而成者有因形寒飲冷胃陽不化而中氣痞滿者
有因津枯血槁氣道不澤而痞塞者有因傷寒下早胃虚邪結
而成者名曰痞氣有因好食生冷油膩而得者名曰痞積有因
瘧疾不止早用絶藥而成痞者名曰瘧毋有因痰喘不利阻塞

其氣道而成痞者名曰痰積大抵諸痞塞及噎膈乃是痰爲氣所激而上氣又爲痰所隔滯治宜開痰爲主順氣爲先消導其次也如中氣滿悶當胸之下胃口之上一掌之橫按之堅石有形作痛此名中滿者也由於忿怒太甚不能發越鬱結中州痰涎停住而成若久而不食以致氣虛則曰氣虛中滿宜以行痰燥濕順氣健脾爲主分利消導其次也但不可驟用峻削攻伐之劑以求速効雖得一時之通快痞若再作豈不殊甚是不察乎下多忘陰之意也如果有內實之症庶可畧以消導耳故治痞獨益中州脾土此爲不易之論倘誤下成痞者治以辛甘佐

痞喘

以微寒勞倦傷中者補以甘温升以辛平胃中虛寒者宜以温補脾胃而健運其氣使五陽敷布而陰凝立散血虛氣濇者法宜清潤而養其陰血使津液流通而大氣自轉治則不加詳察輒用開結行氣攻削等藥不知氣已虛而痞愈攻愈虛而愈增其滿矣又有腹中生塊或如果核或如拳大不腫不疼不紅不硬按之軟而猝然發起而有形者名爲氣塊皆因怒氣不能發越鬱而不宣痰與積氣而成塊也宜以開鬱平肝健土豁痰爲効耳

痞滿辨案

有人飲食之後胸中甚飽人以爲多食而不能消用香砂枳實麻以消導之似覺少快已而又飽又用前藥久久不已遂成中滿之症腹漸高大臍漸突出肢體漸浮脹又以爲臌脹用牽牛甘遂之藥以逐其水内原無水濕之邪水未見出而正氣益虚脹滿更急又疑前藥不勝復加大黄巴荳之類下之仍然未愈又疑爲氣臌而用香燥破氣之味紛然雜投不至於死不已猶然開鬼門潔淨府持論紛紜各執已見皆操刀下石之法也診其脉遲細無力極衰誰知中滿之症實由於脾土之衰而脾土之衰又由於腎火之寒也倘用温補之藥早健其脾氣何至有如

害 前

此似臌而非臌哉方用温土散滿湯人參一錢白术炒三錢白茯苓三錢蘿蔔子炒一錢薏苡仁炒三錢芡實五錢山藥五錢肉桂五分穀芽炒三錢砂仁末五分生薑皮三分水煎服一劑而腹覺少寬十劑之後而中滿自除此方但去補脾絶不消滿以耗其氣蓋中滿之症未有不因氣虛而成者不補脾胃之氣則脹從何消滿從何除況方中加入蘿蔔子最妙助人參以消脹滿不輔參术以添邪氣又有茯苓薏仁芡實山藥之類益陰以利水水道流行而正氣有充盈之樂自然下瀉疏通而上游無阻滯之虞矣第恐水寒冰冷則凋澤斷流又益以肉桂於衣

中生火則土氣温和雪消氷泮尤無壅塞之患也柰何惟從事於消導攻伐遂成不可救藥之病哉又方用温中除脹湯亦効白术炒焦五錢白茯苓三錢肉桂一錢厚朴薑汁拌炒一錢白荳蔻研五分生薑三片水煎服前方倘多畏藥併病家無力服參可用壯猪肚一隻洗淨入大蒜四兩裝肚肉煮極爛去蒜不用鹽醬淡食數隻腹軟而脹滿消除如覔母猪肚多服數隻未有不愈故表而出之

有人未見飲食則思既見飲食則厭乃勉強進用飽悶痞塞於上脘之間微微脹滿人迎與足陽明之脉沉虛人以爲胃氣之虛

舌滿

也然而不止胃氣之虛而心包之火亦衰也心包爲胃土之母母旣一衰何能生子心包之火不足又何能生胃哉故欲胃之能食必須補胃土而兼補心包之火也方用生胃進食湯人參三錢白朮炒焦三錢棗仁炒研五錢遠志肉一錢懷山藥三錢赤茯神三錢神麯炒一錢良薑五分蘿蔔子炒一錢枳殼五分乾薑炮黑八分水煎服此方治胃無非治心包也心包與胃原是子母何必分治救子即安其母救母即全其子矣所以治痞而治瀉在其中矣又方用調中散痞湯亦効懷山藥炒五錢人參一錢白芍藥二錢肉桂一錢石菖蒲一錢肉荳蔻麵裹煨研

一箇棗仁炒研三錢生薑三片水煎服

有人心中鬱鬱不舒久則兩脇飽滿飲食下喉即便填脹不能消化關脉沉而無力人以爲臌脹之漸也而不知皆因氣滯之故乎倘用逐水之藥必且更甚用消食之劑亦止可取一時之快而不能去長久之脹也治法宜開鬱爲主而補氣爲先然而氣鬱既久未有不氣虛者也使僅解其鬱而不兼補其氣則氣難化食脹飽滿何以能消哉方用除滿快膈湯人參一錢白茯神五錢白芍藥炒三錢白芥子二錢蘿蔔子炒五分檳榔五分神麴炒五分枳殼三分柴胡五分薏苡仁炒三錢厚朴炒三分生

薑二片水煎服二劑輕四劑全愈此方解鬱而無刻削之憂消脹而無壅塞之苦除滿則飲食有轉輸之樂矣又方用寬中舒鬱散亦効神麯炒一錢柴胡五分白芍藥三錢白茯苓三錢萊菔子炒一錢厚朴炒五分人參五分白荳蔻仁研五分紫蘇葉五分半夏製一錢廣陳皮五分生薑二片水煎服

有人患中滿之病飲食知味但多食則飽悶痞塞不消右腎關脈微弱呼吸脉得三至人以為脾氣之虛也誰知是腎虛而火衰脾不能運乎腹中飽悶痞滿乃虛飽而為虛痞虛滿也若作水腫治之則喪亡指日矣蓋脾本屬土土之能制水者本在腎中

之火氣土得火而堅土堅而後能容物容物即能容水也雖腎火既虛而土失其剛堅之氣土遂不能容物而容水乃失其天度之流轉矣故腹飽而作痞滿即水臟之漸也人不知補腎火以生脾土反用瀉水之法以傷脾無異決水以護土土焉有不崩者哉是治腎虛之痞滿可不急補其命門之火乎然而徑補其火則又不可以腎火不能自生必須生於腎水之中也但補火而不補水則孤陽不長無陰以生陽即無水以生火也或疑土虧無以制水又補腎以壯水不益增其波以添其脹痞哉不知腎中之水乃真水也邪水欺火以侮土真水助火以生土實

有不同故腎虛痞滿必補火以生土又必補水以生火耳方用金匱腎氣丸以治之白茯苓六兩川附子製一隻懷牛膝一兩上肉桂一兩建澤瀉二兩大車前子一兩五錢山茱萸肉二兩懷山藥四兩牡丹皮一兩大原熟地黃砂仁末拌炒鬆三兩右爲細末煉白蜜爲丸如梧桐子大每日早晚用白滾湯送下一兩初服痞脹少寬久服痞滿盡消方内利水健脾之味多重於補陰補火者雖意偏於補火而要實重於救脾補火者正補脾也故補陰不妨輕而補脾不可不重耳又方用補腎救脾丹亦効原熟地黃砂仁末拌炒鬆四錢白朮炒焦三錢山茱萸二錢

破故帋炒一錢南杜仲炒三錢川附子製五分荳蔻仁研五分懷山藥四錢水煎服四劑而飽悶寬再四劑則痞滿除再十劑全愈

壽命無窮

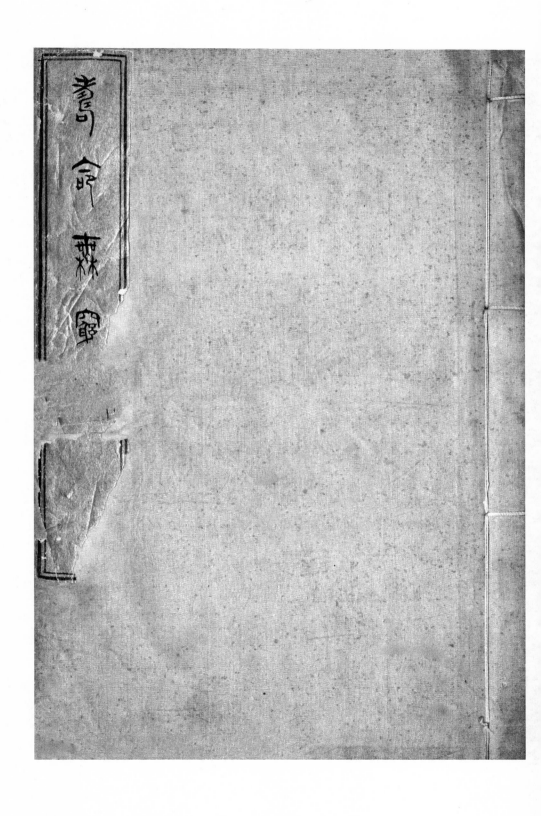

壽命無窮卷之四

欝證論

欝者欝結於中而氣不得舒也當升者不得升當降者不得降當變化者不得變化此爲傳化失常六欝之證見矣丹溪曰凡欝皆在中焦夫人氣血充和百病不生一有怫欝諸症生焉其因有六氣血熱食濕痰是也氣欝之症者胸脇作痛中膈滿悶其脉沉緩者也血欝之症者胸脇作痛四肢無力能食而便紅其脉芤數者也熱欝之症者煩悶口渴昏瞀不清小便赤澁其

脉沉數者也食欝之症者見食惡食噯氣呑酸饑不欲食雖食而腹脹不安其脉氣口緊盛而沉者也痰欝之症者氣急喘促痰涎不利飲食不思其脉沉滑者也濕欝之症者週身重痛關節不利遇陰寒夜氣其痛尤甚其脉沉濡者也然而治法不離五臟六腑而生内經曰木欝之發民病胃脘當心痛四肢兩脇咽膈不通飲食不下甚則耳鳴眩轉目不識人善僵仆筋骨強直而不用卒倒而無所知也火欝之發民病少氣瘡瘍癰腫脇肋胸背首面四肢䐜膹腫脹瘍痱嘔逆瘈瘲骨節疼及有動泄注下溫瘧腹中暴痛血溢流注精液衰少目赤心痛甚則瞀悶

懊惱善暴死也土鬱之發民病心腹脹腹鳴而為數後甚則心痛脇䐜嘔逆霍亂飲發注下附腫身重脾熱之生也金鬱之發民病咳逆心腹滿引少腹善暴痛不可反側嗌乾面塵色惡金勝而木病也水鬱之發民病寒心痛腰椎痛大關節不利屈伸不便善厥痞堅腹滿陰乘陽故也內經又云木鬱則達之火鬱則發之土鬱則奪之金鬱則泄之水鬱則折之其木鬱則達之達之者通暢之也如肝性急怒氣逆胠脇脹火氣上炎治以苦寒辛散而不愈者則用升發之味加以厥陰之使而從治之或有鬱結之久清氣在下而為飧泄東垣補中益氣之劑升而舉

之補中有輕揚之意凡此之類皆達之之法也火鬱則發之發之者汗之也升舉之也如腠裏外閉邪氣怫鬱則解表取汗以散之或如龍火不能發泄伏鬱於内非苦寒沉降之劑可治則用升浮甘温順性之品而從治之即如升陽散火湯之類是也土鬱則奪之奪之者攻下也刼而衰之也如邪入胃使鹹寒之劑以攻去之又如中滿腹脹濕熱鬱甚若人壯氣實者則攻而下之或有勢甚而不能頓除其鬱者則刼奪其勢而使之衰或有濕熱鬱積之久而爲痢者又非力輕之劑可治者必先攻其積再奪其勢以致其平凡此之類皆奪之之法也金鬱則泄之

泄之者而利其小便也疏通其壅也如肺金爲腎水上源金受火爍其令不行原欝而滲道閉矣宜肅清金化滋以利之又如胸氣膹滿胸憑仰息非利肺氣之劑不足以疏通之凡此之類皆泄之之法也水欝則折之折之者禦之也伐而挫之也漸殺其勢也如腫脹之病水氣淫溢於中土而滲道乃塞夫水之所不勝者土也今土氣衰弱不能制之而反侮其不勝之土也治當實其脾土資其運化俾可以制水而不敢犯則滲道達而後愈或病勢遽旺非上法所能遽制則用泄水之藥以伐而挫之折其汎濫之勢也然又當察病者之虚實久近淺深若邪氣久

客正氣必損或邪氣雖去苟不調其正氣使各安其位而復其常猶未足以盡其妙苟調其正氣而氣猶或過而未服則當益其所不勝以制之如木過者當益肺金金旺自能制木則木斯服矣所不勝者以其所畏者也故經云過者折之以其畏也知此而制各經何鬱之不能開也大抵歷來諸先哲論治鬱之法不外乎調氣氣調而鬱始開調氣必用香燥之味然有香燥之品屢用而竅不滑澤氣終不調鬱終不開者其故何也必宜養血以潤其竅利其經脉而鬱可開矣又有未盡其所以然者内經曰諸氣膹鬱皆屬於肺蓋肺氣清潤諸氣禀令下行矣何鬱

之有哉惟其肺氣甚燥火居其間而鬱病終不解也不特香燥助火之藥在所禁忌卽養血之藥亦功緩而不切以肺屬氣氣病治血不亦緩乎然則奈何而使之氣順曰治肺金之鬱必先清氣清氣必先滋燥燥釋而氣調氣調而鬱自解矣夫上焦之鬱宜滋燥而清氣中焦之鬱宜養血以滋澤下焦之鬱宜壯水而補火此治鬱之不同不可不詳辨也

鬱證辨案

有人心腹飽悶腹滿作脹時或腸鳴數欲大便甚則心疼兩脇填實爲嘔爲吐或吐痰涎如嘔清水或瀉利暴注以致兩足面胕

腫漸漸身亦重大診關脉沉細而濡此等之症初起之時必雜然亂治及其後也未有不作蠱脹治之誰知乃是土鬱之病乎土鬱者脾胃之氣鬱也内經將土鬱屬之五運之氣而不知人身五臟之中原有土鬱之病正不可徒咎之歲氣而不消息其臟腑之氣也夫土氣喜於升騰不喜下降肝木來侮則土氣不升肺金來竊則土氣反降不升且降而土氣抑鬱而不伸勢必反尅夫水矣水既受尅不敢直走於長川大河自然泛濫於溪澗路徑遇淺則瀉逢竅必鑽流於何經即於何經受病治法宜疏通其土使脾胃之氣升騰開溝以分利其水歸川者歸川歸

河者歸河土既無侵而鬱自解矣然而脾胃之所以成鬱者雖由於水之相侵亦因肝木之有乘與肺金之不足脾胃之氣素虛故也倘脾胃之氣旺何患成鬱哉故治此等之鬱必須補脾胃之氣又宜分利乎水固其金氣平其肝木何愁土鬱之不開也方用善解湯白茯苓一兩大車前子三錢白朮炒焦五錢柴胡一錢白芍藥五錢半夏製一錢廣陳皮一錢水煎服四劑而諸症漸愈此方利水而不走氣舒鬱而兼補正可爲盡善盡美之方更神於奪法也何必開鬼門潔淨府始謂之奪哉又方用疏土湯亦妙白朮炒焦五錢雲茯苓一兩肉桂三分柴胡一錢

白芍藥三錢枳殼五分製半夏一錢薏苡仁炒三錢水煎服五
六劑而痊

有人咳嗽氣逆心脇脹滿痛引小腹身不能反側舌乾嗌燥面塵
色白喘不能卧吐痰稠密皮毛焦枯氣口脉沉濇無力人以為
肺氣之燥也而不知乃是肺氣之鬱乎夫肺氣之鬱未有不先
為心火所逼肺受其制而成然而火之所以旺者由於水衰腎
氣之不足不能為肺母復仇則肺金受虧而抑鬱之病起然則
治肺金之鬱可不泄肺金之氣乎雖然未可徑泄肺金之氣必
須大補腎水水足而心火有既濟之歡必無亢炎刑金之虞也

是補腎水正所以祛肺金之欝也方用善泄湯熟地黄一兩山萸肉五錢黑玄參五錢棗仁炒三錢懐牛膝三錢北沙參三錢牡丹皮二錢荆芥一錢川貝母二錢麥門冬三錢水煎服一劑輕二劑又輕十劑全愈此方滋腎水以制心火實滋腎水以救肺金也内經所謂金欝則泄之之義實有微旨也又方用和金湯亦効麥門冬五錢北沙參五錢蘇葉五分桔梗五分甘草一錢白茯苓三錢玄參五錢黄芩一錢半夏製一錢百合三錢燈心一錢水煎服十数劑而痊

有人遇寒則心痛腰脊沉重關節不利艱於屈伸有時厥逆痞堅

腹满面色黄黑尺脉沉遲而翁人以為寒邪之侵也誰知是水鬱之症乎夫水鬱之症成於土勝木復之歲者居多然而脾胃之氣過盛肝膽之血太燥皆能成水鬱之症也然則治法何可舍脾胃肝膽四經而他治水鬱哉雖然水鬱成於水虛而水虛之治不同水有因火而虛者真火之虛也有因水而虛者真水之虛也真水虛而邪水自旺真火虛而真水益衰大約無論真火真水之虛要在於水中補火火足而水自交水旺而火自濟水火既濟而鬱不能成也方用補火解鬱湯熟地黃炒一兩懷山藥五錢巴戟天五錢杜仲五錢薏苡仁五錢肉桂一錢水煎

服連用四劑自愈此方於補火之中仍是補水之味自然水火兩濟何虧之有正不必用折之之法也又方用濟水湯亦妙白朮炒焦五錢杜仲三錢懷山藥一兩薏苡仁五錢芡實五錢防己五分製川附子五分水煎服二劑愈

有人少氣脇腹胸背面目四肢填脹憤懣時而嘔逆咽喉腫痛口乾舌苦胃脘上下忽時作痛或腹中暴疼目赤頭暈心熱煩悶懊惱善暴死汗濡皮毛痰多稠濁兩顴紅赤身生痱瘡診左寸脈沉數人以爲痰火之作祟也誰知是火鬱之病乎夫火性炎上火鬱則不能炎上而違其性矣然而五臟之火不同有虛火

實火君火相火之異然火之成鬱者大約皆虛火相火相火即龍雷之火也其龍雷之火不鬱則不發動過於鬱則又不能發動非若君火實火雖鬱而仍能發動也故治火之鬱者治虛火相火而已然而君火亦不可不治若君火不靜相火不寧君火一動相火隨之既曰虛火則不可用瀉既曰相火則不可用寒涼既曰君火不可不用清涼而亦不可純用寒涼又亦不可純投大熱當因其性而伏之耳方用伏火不動湯雲茯神三錢棗仁炒三錢當歸身三錢白芥子一錢白朮二錢柴胡一錢甘草一錢黑山梔一錢神麯炒一錢廣陳皮一錢遠志肉一錢廣木

香五分水煎服一劑而火鬱解三劑而諸症全愈此方直入胞絡之中以解其鬱悶之氣又不直瀉其火而反補其氣血去其滯火以消痰遂其炎上之性也或疑龍雷之火在腎肝而不在心包今治心包恐不能解龍雷之火鬱也殊不知心包之火下通於肝腎然而心包之鬱未解徒解其龍雷之火則龍雷欲上騰而心包阻抑劈木焚林之禍必且更大惟解其心包之火則上火既達而下焦龍雷之火伏藏於腎宮而相安此用藥於不發之巧者也又方用通火湯亦妙白芍藥五錢玄參三錢麥門冬五錢生地黃五錢生甘草一錢廣陳皮一錢荊芥一錢白芥

子一錢白茯神三錢半夏製一錢水煎服二劑而鬱解再二劑全愈

有人畏寒畏熱似風非風頭痛頰疼胃脘飽悶甚則心脇相連填脹咽膈不通吞酸吐食見食則喜食完作楚甚則耳鳴如沸昏眩欲仆目不識人左關脉沉數人以爲風邪之病誰知是木鬱之病乎夫木屬肝膽肝膽之氣一鬱上不能行於心包下必逆其腎氣中必刑其脾胃人身後天以脾胃爲主木尅脾土則脾不能化矣木尅胃土則胃不能受矣於是脾胃空虚則津液枯槁何能分布於五臟六腑哉且木尤喜水脾胃既成焦乾之土

則木無水養尅土益深土益病矣土益病則土不能生金而金氣亦衰矣金氣既衰何能制木况肺金又爲腎水上源源頭無水腎自顧不遑何能發水以養木則木過燥愈不自安而作祟矣治法宜急舒肝膽之氣然徒舒肝膽之氣而不滋補脾胃之土則土氣太燥愈不能生金而木無所畏鬱未能盡解也方用達鬱至神散人參一錢白朮二錢炒黑梔子一錢當歸身二錢白茯苓二錢白芍藥五錢香附童便浸三日炒三錢柴胡一錢廣陳皮一錢生甘草五分麥門冬二錢水煎服一劑而鬱少解再劑而鬱盡解也此方無刻削之品而又能去滯散結升清氣

滋脾胃開鬱之妙法即逍遥散之加味者也或疑鬱病宜用解散之劑不宜用補益之味如人參白术之類似宜斟酌殊不知人之境遇順時心胸開懐而不能成鬱也若境遇不常拂抑之事當去愁悶之念度量寬洪亦不能成鬱惟其逆境之時常多愁悶思慮之心易結而不解則木鬱之病不盡得之於歲運者也此内傷之病故治法亦宜變更不可執鬱難用補之説棄人參而单用解散之藥轉損其元氣則鬱何能開哉況人參白术用入解散藥中正既無傷而邪又易解正氣盛自能通暢於肝經邪氣衰必能調達以膽木即内經謂木鬱則達之之法也又

方用舒木湯亦効白芍藥三錢當歸身三錢川芎二錢荆芥一錢欝金真川者佳二錢茅山蒼朮二錢香附童便浸炒二錢大車前子一錢赤茯苓三錢甘草一錢青皮五分天花粉一錢水煎服四劑愈

夫人之欝病婦女最多而又苦最不能解倘有困卧終日痴痴不語人以爲呆病之將成也誰知是思想結於心中氣欝而不舒脉結而不散此等之症欲全恃藥餌本非治法然不恃藥餌聽其自愈亦非治法也大約思想欝症得喜可解其次使之大怒則亦可解葢脾主思内經云思則氣結思之太甚則脾氣閉塞

結而生痰痰甚則愈結心至見食則惡矣喜則心火發越火生胃土而胃氣大開胃氣既開而脾氣焉得而閉痰涎安得而結乎怒屬肝木怒甚則木氣横行必能尅土怒則氣上氣上即能沖開脾中之欝矣脾氣不結氣能運動易於消食食消而所用飲饌必能化精以養身亦何畏於怒乎故見此等之症必動之以怒後引之以喜而徐以藥餌繼之實治法之巧孰能巧於此者乎方用解欝開結湯白芍藥一兩當歸身五錢白芥子二錢白术炒焦五錢生棗仁三錢生甘草五分六神麯炒一錢五分廣陳皮一錢龍腦薄荷一錢牡丹皮三錢黑玄參二錢雲茯神

二錢半夏製一錢水煎服十劑而結開鬱亦盡解也此方亦逍遙散之變方最善解鬱怒而不甚者服此方無不心曠神怡正不必動之以怒引之以喜之多事耳又方用丹溪越鞠丸加味治之亦妙山梔子炒黑一兩五錢六神麯炒一兩五錢香附去毛童便浸三日炒二兩茅山蒼朮去毛米泔水浸一宿炒二兩川芎二兩真川鬱金一兩五錢右爲細末水法丸如菉荳大每服百丸白滾湯下如肝氣不足善怒加白芍藥三兩當歸身二兩柴胡一兩五錢如氣虛者加白朮土炒焦二兩人參一兩五錢甘草一兩川貝母一兩五錢白茯神一兩五錢廣陳皮一兩

五錢如濕甚者加白术土炒二兩白茯苓二兩薏苡仁二兩如食鬱者加厚朴姜汁拌炒一兩山查炒二兩穀芽炒二兩無力消化者加人參一兩五錢檳榔一兩木香八錢如痰勝者加半夏製一兩五錢白茯苓二兩橘紅一兩五錢瓜蔞仁一兩川貝母二兩如熱勝者加牡丹皮二兩黃芩一兩五錢麥門冬二兩陰虛者加生地黃三兩白芍藥三兩玄參二兩當歸一兩五錢如血鬱者可用桃仁紅花牡丹皮通草穿山甲炮紅麯山查穀芽蘇木降真香鎊各五分水煎好濾去渣半杯入童便半杯送越鞠丸三錢其瘀血自去不必多服

咳嗽論

內經曰肺爲五臟之華蓋主持諸氣外護皮毛內司腠理衛護一身者也若皮毛不密腠理不固外邪易客一有所干咳嗽之病作矣內經又謂皮毛者肺之合也皮毛先受邪氣以從其合也其飲食寒熱之物入胃其氣從胃口上至於肺得寒則肺亦受寒食熱則肺亦受熱與外內合邪因而客之則爲肺咳咳爲有聲而無痰嗽爲有聲而有痰咳爲肺氣傷而不清嗽爲脾濕動而生痰咳嗽者因傷肺氣而動脾濕也病本雖分五臟之咳六氣之乘而其要皆終於肺然其所至之因有內傷七情擾亂

其清道而咳者有外感六淫之氣與肺金相犯而得者有陰虛火動肺經受制氣道不利而成者有陽旺陰衰虛火上炎漸成勞瘵而乾咳者有火盛制金清道不行而生肺癰肺痿者有熱久居不散氣道不順而爲火鬱肺脹者之不同風乘於肺者急喘而嗽日夜無度汗出頭痛痰涎不利見風尤甚其脉浮者也暑熱乘於肺者喘急咳嗽面赤潮熱手足反寒其脉虛者也火乘於肺者咳喘上氣涕唾出血甚者七竅血溢火移於下便泄無度其脉數者也燥乘於肺者氣壅不利百節内痛頭面汗出寒熱往來皮膚乾燥細瘡甚癢大便秘澁涕唾稠粘弦脉而澁

者也濕乘於肺者或因形寒飲冷或坐卧濕地或冒雨雪而得者必痰出而嗽止其脉細濡者也寒乘於肺者咳嗽惡寒無汗鼻塞身疼遇冷尤甚脉緊盛者此爲六氣之病也然有内熱陰虚津液衰少飲食無味痰涎不清咳嗽頻促其氣從下而上多重於陰分者也又有勞瘵而嗽者火盛尅金内熱口燥飲食减少肌肉消瘦乾咳聲啞係火鬱之甚痰中帶血絲血點者也又有肺受火刑津液爍乾無潤澤以養金則久嗽不已而成肺癰肺痿者則雲門中府隱痛唾咯膿血臭穢難聞者也又有火鬱於肺而咳者必有聲而無痰胸膈氣悶者也又有肺脹而咳者

左右不得眠脇肋痛甚痰挾瘀血硬氣使然此屬内因之病也然又有五臟之咳何以辨之有肝咳有心咳有脾咳有肺咳有腎咳更有膽咳有厥陰咳有肢咳有風咳有寒咳者之各異咳則引脇下痛謂之肝咳咳而唾血引手少陰謂之心咳咳而涎出續續不止痛引少腹謂之脾咳咳引頸項而唾涎沫謂之肺咳咳則耳無所聞引腰并臍中謂之腎咳咳而引頭痛口苦謂之膽咳咳而引舌本謂之厥陰咳心下堅滿咳則肢痛其脉反遲謂之肢咳欲語因咳言不得竟謂之風咳飲冷食寒因之而咳謂之寒咳此爲十咳之分别也大抵外症而因風寒暑濕燥

火而嗽者必增寒壯熱鼻塞流涕形證顯然其來雖暴其治爲易或寒或熱之邪宜當解表其病卽愈但不宜遽行收斂以留其邪爲禍不淺蓋内傷之咳其來雖漸其治爲難尤不宜更行發越以傷其正外因之咳其重在肺以皮毛爲肺之合皮毛受邪必傳於肺也故解表之中必當以清肺爲急内傷之咳其重在腎以腎爲肺之子水涸金乃枯子能令母虚耳故治肺之中尤當以補腎爲主此内傷外因之中又有陰陽之分上午嗽者胃中之火爲陽也午後嗽者血分之病爲陰也治者既知内外之大綱陰陽之虚實標本之緩急辨得其真對症施治何患乎

咳嗽之不易愈也

咳嗽辨案

有人驟感風寒一時咳嗽鼻塞不通嗽重痰必先清後濁畏風畏寒有風則肺脉浮有火則脉浮數有寒則脉遲緊此風寒入於皮毛肺經先受之也夫肺之竅通於鼻肺受風寒之邪而鼻之竅不通者阻隔肺金之氣也肺竅既不能通而人身之火即不能流行於經絡而火乃入於肺以助風寒之黨矣故初起咳嗽必須先散風寒而少佐散火之味不可重用寒涼以抑其火亦不可多用燥熱以助其邪須用和解之法爲最妙如甘桔湯參

蘇飲小柴胡湯之類是也然而世人往往以小恙不急治者多久則肺氣虛損而難愈然則補母補子之道宜知也補母者補其脾胃也補子者補其腎水也似乎宜分兩治之法以治久咳久嗽之症然而不必分治也今用兼治之方既有利於子母而復有益於咳嗽毋論新久之嗽皆可治之以取効也方用善解湯麥門冬三錢天門冬三錢白茯苓三錢黑玄參二錢蘇子炒一錢川貝母一錢甘草一錢黄芩一錢款冬花一錢水煎服此方用麥冬天冬以安肺氣用茯苓甘草以健脾胃之土用玄參同茯苓以滋腎經之水而又能使浮遊之火下達於膀胱用蘇

子欵冬以解散其陰陽之風邪亦能順氣而無滯又得黃芩以清其肺金之炎貝母以消其內膈之痰斟酌咸宜調劑皆當故奏功於十全也又方用寧嗽丹亦効蘇子炒一錢天花粉一錢欵冬花一錢天門冬二錢生甘草一錢桔梗一錢前胡一錢生地黃三錢麥門冬二錢橘紅一錢煎服初起者二劑全愈久者六七劑而痊

有人風寒已散而痰氣未清仍然咳嗽氣逆牽引腰腹俛仰不利尺脉大而滑人皆謂必須治痰之爲亟矣然而治痰而痰愈多嗽愈急咳愈重者何也葢治痰之標而不治痰之本耳痰之標

在於肺痰之本在於腎不治腎而治肺此痰之所不能去而咳嗽之所以不能愈也人之飲食原宜化精而不化痰惟腎氣虛則水不化精而化痰矣然亦因脾胃之氣不足則所化之津液無多不足以濟肺之乾枯而心火轉來相刑則肺中之液不行亦變爲痰涎而共外越矣每治痰而痰愈甚屢治咳而咳不寧也然則治法宜大補其腎水使真水汪洋既能制心火之有餘更能濟肺金之不足而脾胃之氣又復相安自然津液下潤腎水喜得後天之助亦自化精而不化痰矣方用原熟地黃一兩麥門冬一兩懷山藥五錢甘草一錢柴胡一錢百合三錢水煎

服二劑痰除而嗽止再二劑全愈此方名爲金水兩富湯用熟地大滋其腎水用麥冬百合大安其肺金得山藥甘草而健其脾胃之土更加柴胡以舒其肝木之氣使其不來相犯於中土則脾胃之氣易於升騰上使救肺而下可救腎中可健運而無痰且邪亦易散實有鬼神不測之妙也又方加北沙參三錢天門冬五錢白茯苓五錢更効

有人久嗽不愈用補腎滋陰之藥不効反覺飲食少思強食之而不化吐痰不已右寸關尺脉微弱之極人以爲肺經尚有邪留而嗽不止然不知乃脾胃虛寒不能生肺使邪留連於上焦而

作嗽也夫肺金之母脾胃二經之土也土旺則金旺土衰則金衰不補母以益金反瀉子以損土邪即外散肺且受傷况尚留餘邪未散乎毋怪其久嗽而不愈也然則治之之法不可僅散肺金之邪而當急補肺經之氣又不可僅補肺中之氣而尤當即補脾胃之土然又不可徒補脾胃之土蓋補胃必須補心包之火補脾必須補命門之火心包生胃土命門生脾土實有不同耳然而胃病則脾必病而脾病則胃亦病也宜當先補脾胃之氣而兼助心包命門之火使火土相生未嘗非肺金之所喜而又喜正氣之生邪必難居於肺宅雖不戰而自勝矣方用加

味六君子湯白术炒焦三錢白茯苓三錢人參一錢廣陳皮五分炙甘草八分半夏製一錢蘇子炒一錢桔梗一錢麥門冬三錢紫菀茸一錢肉桂五分生薑三片水煎服一劑而嗽輕二劑而嗽更輕四劑而嗽全止矣此方乃補脾胃之聖藥加入肉桂以補心包命門之二火一味而兩得之也又恐徒治脾胃之母置肺邪於不問增入補肺散邪之味則子母兩得而久嗽安得不速愈哉又方用助金湯亦効人參二錢款冬花一錢炙甘草一錢白术炒焦三錢百合三錢白茯苓三錢肉桂五分炮薑炭五分百部五分蘇葉五分半夏製一錢水煎服四劑全愈

有人咳嗽長年不愈吐痰色黃結成頑塊凝滯喉間肺氣不清用盡氣力始能吐出於口者脉皆滑數帶洪此乃老痰之病也年老陽虛之人最多此症然用消痰清肺之藥往往不驗者蓋徒治其痰而不理其氣也夫痰盛則氣閉氣行則痰消年老之人孤陽用事又加氣閉而不伸則陽火煎熬遂成黃濁之痰氣虛不能推送故必咳之久而始能出也六君子湯加減治其氣衰之咳白朮炒焦三錢白茯苓三錢廣陳皮去白八分柴胡五分白芍藥炒三錢白芥子二錢人參一錢甘草炙一錢黑梔子一錢水煎服二劑而痰變白矣四劑而痰易出矣十劑而咳嗽盡

除也此方補陽氣之虛開鬱氣之滯消痰結之塊祛久閉之火有資益而無刻削而正亦不傷則老痰易化咳嗽易除也倘徒用攻痰之藥則陽氣必傷而痰又難化格格不能吐何日是清快之時乎又方用易化湯亦効人參一錢白术炒二錢生地黃三錢款冬花一錢白芥子二錢白芍藥三錢地骨皮二錢柴胡五分甘草一錢麥門冬五錢浮海石二錢化州橘紅一片水煎服四劑咳輕而痰易吐十劑全愈

有人陰氣素虛更加氣惱偶犯風邪因而咳嗽昏夜更甚肝腎脉沉弦肺脉大而無力人以為風邪入肺而治以散風祛邪之藥

而咳嗽愈甚者何也蓋因不能明其陰虛而治之故也然而徒滋其陰而肝氣未平則木來侮金咳以難已法宜平肝而益之以補水之劑則水能資木而木氣得養自安於本宅必無侮金之逆也方用養陰平補湯熟地黃八錢麥門冬八錢白芍藥三錢柴胡一錢人參一錢白茯苓三錢天花粉二錢鮮白花百合一兩荊芥炒黑一錢水煎服此方大補肺腎肝脾四經之藥又能解肝氣之鬱肝氣之鬱解而肺經之風邪亦不必祛而自散矣人謂補腎補肺平肝足矣何又兼補脾胃而用人參耶不知三經之氣非脾胃之氣不行故少佐人參茯苓以通之則津液

易生而腎肝肺尤能相益也又方用平肝益金湯亦効白芍藥五錢原熟地五錢麥門冬五錢甘草一錢柴胡一錢香附童便製二錢廣陳皮五分白术炒三錢黑玄參二錢天花粉一錢杜蘇子炒一錢水煎服四劑而嗽止矣

有人久咳而不愈者口吐白沫氣帶血腥氣口脉急促尺脉甚數人以爲肺經之火也而不知實肺金之燥乎苟肺氣不燥則清肅之令下行而遍達於週身何處非露氣之下潤乎不特腎水足以上升而交於心亦且心火下降而交於腎不傳於肺矣心火既不傳於肺金何傷燥之慮哉惟其肺氣先已匱乏高源之

之水無有餘留而欲下澤之常盈以上供於肺金之用此必不得之數也治法自宜專潤肺金之燥矣然潤肺金之燥而腎中之火上炎則肺且救子之不暇何能自潤此肺腎必宜同治也方用子母兩潤湯熟地黃一兩生地黃一兩天門冬一兩麥門冬一兩水煎濾清沖入枇杷膏一兩連服四劑而肺金之燥除腎中之火乾亦解譬如滂沱大雨高低原隰無不霑足既鮮燥竭之虞寧有咳嗽之患倘失此不治或治而不大補益其肺腎轉盼而毛瘁色弊筋急爪枯咳引胸背弔痛兩脇諸氣膹鬱諸痿喘嘔嗌塞血泄種種危候相因俱見矣又用何藥以救其枯

焦哉又方用夜露飲亦効熟地黃二兩麥門冬一兩天門冬一兩黑玄參一兩北沙參一兩川貝母二錢水煎好濾清入秋白梨膏一兩化服十劑全愈

有人久病咳嗽吐痰色紅有似嘔血而實非血也盜汗淋漓腸鳴作泄午後發熱陰陽之脉微數無力人以爲腎經之邪火大盛將欲腎邪之傳心也誰知是脾邪之將傳於腎乎此症初因腎水乾枯腎經受邪腎乃傳心故發熱而夜重未幾心邪傳肺故咳嗽而汗出未幾肺邪傳肝故脇痛而氣壅未幾肝邪傳脾故腸鳴而作泄今既盜汗淋漓腸鳴作泄乃肺邪不傳肝而傳脾

也邪不入腎肝尚有可生之機亟宜平肝滋腎使邪不再傳則肝平而不與肺爲仇腎滋而不與心爲仇再益之健脾之品使脾健而不與腎爲耗自然心火不刑肺而生脾脾氣得養而肺氣更安矣方用轉逆養肺湯白芍藥三錢麥門冬三錢白茯苓三錢黑玄參二錢原熟地五錢山茱肉三錢北五味一錢車前子二錢地骨皮三錢牡丹皮三錢懐牛膝一錢破故紙五分川貝母一錢水煎服連進十劑而氣轉再服十劑而痰變爲白再服十劑而泄止腸亦不鳴也此方本非止泄之藥蓋泄成於陰虛補其陰而泄自止陰旺則火息不去爍金金旺則木平不去

尅土所以消痰而化其火炎之色止泄而撤其金敗之聲故腸鳴盜汗盡除而咳嗽亦全愈矣又方用八仙丹亦効原熟地黄五錢懷山藥三錢白茯苓三錢牡丹皮二錢建澤瀉二錢麥門冬三錢北五味一錢山萸肉三錢薏苡仁四錢建蓮子三錢水煎多服自痊

有人春暖夏熱則安然不嗽一遇秋涼卽咳嗽不寧甚至氣喘難卧右寸關脉沉細帶數人以爲肌表之不密而寒邪藏於肺經而成也誰知是鬱熱之氣難通乎夫人身之氣血流通於肌表之間則風邪不得入惟氣血閉塞不通而邪轉來相侮凝滞而

變爲熱矣蓋春夏之間皮膚踈泄內熱之氣易於外宣秋冬之際皮膚緻密內熱艱於外發所以春夏不咳嗽而秋冬咳嗽況秋冬之際陽氣亦收藏而不泄熱以助熱肺受火刑咳嗽之病作矣倘不治其鬱熱之本而惟用發散之品徒虛其元氣益轉增其鬱熱之勢均失其治之之法也所貴攻補兼施既舒其內鬱之熱而復踈其外入之邪則本既不傷而末亦易舉也方用導火止嗽丹當歸五錢大黃一錢川貝母二錢天花粉二錢薄荷一錢荊芥一錢甘草一錢白朮二錢廣橘紅一錢神麯炒一錢黃芩一錢桔梗一錢水煎連服四劑秋冬之時斷無咳嗽之

亥欬

症矣蓋大黄走而不守用之於祛火消痰之中通鬱最速又得當歸之補而不滯白术之健運而不攻同隊逐羣解紛開結實有攻補兩益之妙耳

喘症論

人稟天地沖和之氣在乎百脈流通而合陰陽之升降何喘之有設或肺氣有所傷而呼吸之氣不得宣通則喘病生焉丹溪曰喘急者氣爲火所欝而生痰在肺胃也其因又非一途而論有痰喘有火喘有陰虛喘有氣虛喘有水氣喘有食積喘有腎虛喘有胃虛喘有火衰喘有外感風寒而喘者之不同痰喘之症喘嗽連續稠痰壅盛喘而不止也火喘之症氣麄大而火炎上乍進乍退得食則減食已則發此有餘之喘也如陰虛喘者氣從小腹起而上逆於肺多重於陰分此不足之喘也如氣虛

而喘者喘動氣促而無痰聲不得休息亦不足之喘也如水氣而喘者因平素好飲茶水水氣不行而停心下故作喘也如食積而喘者由飲食過多脾胃不能運化致生氣急滿悶壅塞而喘也又有腎虛而喘者經曰少陰所謂嘔咳上氣喘者陰氣在下陽氣在上諸陽氣浮無所依歸故上氣喘也有胃虛而喘者張口抬肩抽身滚肚喘而不休此不足之喘也經云胃絡不和喘出於陽明之氣逆陽明之氣下行今逆而上行故喘真元耗損喘出於腎氣之上奔其人平日若無病但覺氣喘非氣喘也乃氣不歸源也視其外症四肢厥逆面赤而煩躁惡熱似火非

火也乃命門真元之火離其宮而不歸也如外感而發喘者因風寒不能外達邪氣閉塞氣逆無汗而喘也大率喘症須分新久輕重之異新病氣實而發喘者宜瀉而不宜補久病氣虛而發喘者宜補而不宜瀉久喘之症治法又分未發宜扶正氣爲主已病用攻邪爲先喘脉滑而手足温者生脉沉而濇四肢寒者死脉見緊促短數微弱者虛也沉實弦長而有力者實也脉勢和緩者順急促者逆散亂者不治汗出如油者不治譫狂者不治痰盛氣塞者症非易治務宜辨之

喘症辨案

有人偶感風寒一時動喘氣急擡肩吐痰如湧喉中作水雞聲氣口與人迎之脉浮數有力而滑此非内傷乃外感症也倘誤認内傷但用參术補氣之劑則氣塞而不能言痰結而不可解矣治法宜用解表散火之味然而純是補之劑不可用而清潤肺氣之藥未嘗不可施也方用平喘神効丹麥門冬五錢桔梗二錢甘草一錢半夏製二錢黄芩一錢山荳根一錢射干一錢白前一錢烏藥一錢蘇葉一錢白茯苓三錢水煎服一劑喘平再劑全愈蓋外感之喘乃風寒之邪從風府而直入於肺盡祛其湧塞之痰於咽喉之間看其病勢似重然較内傷之喘大輕也

平喘神効丹專消肺邪而不耗肺之正氣潤肺經而不助肺之火邪故下喉即能奏効而慶安全也加麻黃蜜炙八分更神

有人痰氣上冲於咽喉氣塞肺管作喘而不能取息其息不粗而無擡肩滾肚之狀兩尺脉微弱之極此陽氣衰憊而陰亦將盡乃陰陽兩虧之危症也夫人身之陰陽原是相根而陰陽中之水火不可須臾離也惟腎水腎火太虛而後氣不能納始越出於腎宮而關元之氣不能挽回直奔於肺而作喘矣然而關元之不能順其氣者亦因其真氣衰微力不勝任以挽回元陽而歸根於氣海之內矣猶幸其一線之牽連也或可救援於萬一

耳方用定喘神奇丹人參一兩懷牛膝三錢麥門冬八錢北五味一錢原熟地一兩山萸肉四錢水煎服一劑而喘少止二劑而喘更輕四劑而喘大定此方人參熟地宜多不宜少少則力薄不能下達於氣海關元以生氣於無何有之鄉非用牛膝不能下行且牛膝能降胃腎之虛火又可直補其下元之氣也麥冬益肺金非多用則自顧不暇何能生水乎入喘則氣散非五味子何以能收歛乎用熟地以益腎中之水腎水大足自不去泄肺金之氣然非多加則陰不能驟生而虛火亦不可以遽退又益之以山茱萸以贊襄熟地之不逮自能水火既濟而氣易

還元也又方用小八味湯亦効原熟地黄一兩白茯苓四錢牡丹皮四錢山茱萸五錢懐山藥五錢麥門冬五錢澤瀉三錢人參五錢北五味二錢肉桂五分懐牛膝三錢胡桃肉三錢水煎温服

有人七情氣鬱結滯痰涎或如破絮或如梅核咯之不出嚥之不下痞滿壅盛上氣喘急左關脉沉濇此内傷外感兼而成之者也此等之症最難治欲治内傷而外邪不能出欲治外感而内傷不能愈然則終何以治之乎吾治其肝胆而内傷外感俱皆愈也葢肝胆乃陰陽之會表裏之間也解其鬱和其氣而喘息

常症

可平矣方用加味逍遙散治之白芍藥三錢白朮炒焦二錢當歸二錢白茯苓三錢柴胡一錢橘紅一錢甘草八分蘇葉一錢半夏製一錢厚朴炒一錢水煎服一劑而痰氣清再劑而痰氣更輕四劑而喘急自愈病成於鬱今治其鬱而諸症安得不速愈哉前方加枳殼五分陳香櫞四分更妙

有人久嗽之後忽然大喘不止痰出如泉身汗自出如油氣口與尺脉短促此乃汗出亡陽本是不治之症然以爲猶可治者以久嗽傷肺而不傷腎也夫喘症多是傷腎久嗽之人未有不傷腎者以肺金不能生腎水而腎氣自傷也然而傷肺以致傷腎

與竟自傷腎者不同蓋傷肺者傷氣也自傷腎者傷精也故傷肺以致傷腎者終傷氣而非傷精精有形而氣無形無形者補氣可以生精即補氣可以定喘有形者必補精以生氣又必補精以回喘也所以傷肺者易愈為功不必傷腎者難以為力脈雖短促而未曾濇故可救矣方用生脈散麥門冬一兩人參五錢北五味子二錢水煎服一劑而喘定再劑而汗止三劑而痰少更加廣陳皮一錢白朮炒焦三錢當歸二錢白芍藥二錢再服十劑全愈生脈散補氣之聖藥也補其肺氣自生腎水矣腎得水而火不上炎則龍雷之火亦安於腎中不必又去補腎也

以視傷腎動喘者輕重不大相懸哉又方用歸氣湯亦効麥門冬一兩北五味二錢原熟地一兩白朮炒五錢百合白花鮮者一兩水煎服一劑而汗止十劑全愈

怔忡論

怔忡者心中不安惕惕然如人將捕之狀丹溪云怔忡大槩屬血虛與痰有慮便動者屬虛時作時止者痰因火動瘦人多是血虛肥人多是痰飲然而肥瘦之說又不可執一而論必察其脉息形症以得之或有瘦人而多痰者有之或有肥人而因血少者有之然而瘦人豈無痰乎而肥人豈血足乎不過在於分多分少之間耳蓋其病有思慮而得怔忡者乃心脾之病亦屬虛症有陰火上沖而怔忡不已甚至頭暈眼花或言齒落頭脫或言手指長大或見異物或腹中作聲此陰虛之病也又有失

志之人所欲不得或歸逼自咎或懊憹嗟嘆獨語呻吟多因富貴戚戚貧賤不遂其願而成此屬心血之虧也又有胸膈痞塞不能飲食心中常有所歉畏陽光而喜處暗地或倚門後見人則驚避似失志之狀此爲卑惵之病亦屬陰虛血衰之症耳大抵怔忡之病治心爲主養血爲先痰飲者豁之導之火熱者清之降之鬱者開之和之此治之大法也如驚悸怔忡其辨若何驚悸者因事有所驚心有所惧而卒動怔忡者本無所驚而心常自怯如人將捕之狀二者若相類而寔不同也

怔忡辨案

有人得怔忡之症一遇拂情之事或聽逆耳之言便覺心氣怦怦上忡有不能自主之勢似煩而非煩似暈而非暈耳診左寸關脉極弱人以為心虛之症然而心虛由於肝虛則肺金必旺以心弱不能制肺也肺無火煅煉則金必制木於是肝不能生心而心氣益困故補心必須補肝而補肝尤宜制肺然而肺不可制也肺乃嬌臟必用火熱以制肺肺既受熱則水源必竭水竭而腎無所養則肝又何所取資所以肺不宜制而宜養也方用制忡湯濟之人參三錢白朮二錢麥門冬三錢白芍藥五錢當歸身五錢生棗仁三錢北五味一錢川貝母二錢水煎濾清入

竹瀝十匙調服一劑而怔忡少定更服二劑又定十劑全愈此方不全去定心而反去補肝以生木則火不易動補肺以養金則木更能生發矣木氣既發則肝自生心心有所養則血液必能息其火焰故怔忡自愈矣又方用百蓮湯亦佳人參三錢麥門冬三錢玄參二錢雲茯神二錢栢子仁三錢牡丹皮二錢赤丹參三錢製半夏一錢生棗仁三錢蓮子心五分燈心三分水煎服一劑少安十劑全愈

有人得怔忡之症日間少輕至夜則重欲思一睡而不可得足厥陰與少陰脉緊而大人以爲心虚之極也誰知是肝腎之氣乏

乎凡人夜卧則心氣必下交於腎宮而腎氣必上朝於心主為水火既濟而無病若心氣不下交於腎經而腎水不上朝於心宮為火水未濟而至殃惟其腎水不足肝亦大虧譬如家貧客至無力相延客見主人之窘迫自然不可久留徘徊岐路實切傍皇耳治法大補其肝腎之陰則肝腎之氣充足自能上朝於心主而心氣必下降於腎宮何至有不寐怔忡之患哉方用水火兩交湯原熟地八錢山茱萸四錢人參三錢棗仁炒透六錢當歸身三錢白芥子一錢麥門冬三錢肉桂三分川黃連三分水煎服一劑即熟睡二劑而怔忡定十劑全愈矣此方補肝腎

正中

之中仍益之補心之劑似乎無專補之功殊不知肝腎之陰既足而心氣烏有貧乏者乎今心肝腎三臟皆有餘資主客分外加歡相得益彰矣況益之黃連肉桂並投則兩相贊頌之美有不賦膠漆之好者乎又方用交合湯亦効人參三錢熟地黃一兩川黃連五分肉桂五分遠志肉一錢丹參三錢雲茯神三錢棗仁炒三錢黑山梔一錢水煎服一劑即睡二劑怔忡定十劑全安不再發

有人得怔忡之症心常怦怦不安好象有官事未了人欲來捕之狀左關脉微弱人以爲心氣之虛也誰知是膽氣之怯乎夫膽

屬少陽乃心之母也母虛則子亦不足惟是膽氣雖虛何便作怔忡之病不知臟腑之氣皆取決於膽膽氣一虛而臟腑之氣皆無所遵從而心亦無所主持故怦怦而不安者似乎怔忡而實非怔忡也治法徒補心而不補各臟腑之氣則怔忡之象不能痊補各臟腑之氣而不補膽之氣亦不能愈惟其內無剛斷之明外有紛紜之擾又安望心中之寧靜乎故必補膽之氣而去怯也方用堅膽寧心丹白朮炒三錢人參三錢白芍藥八錢白茯神三錢天花粉二錢生棗仁三錢鐵粉一錢鮮竹茹一錢水煎好濾清入丹砂一錢水飛調服一劑而膽壯二劑而膽更

壯十劑而怦怦者不知其何以去也此方厥陰少陽同補之藥亦心膽共治之神品也肝與膽爲表裏治膽而因治肝者兄旺而弟自不衰也心與膽爲子母補膽而兼補心者子強而母自不弱也況又有鎮定之品以安神刻削之味以消痰更相佐之得宜即是怔忡未有不奏功如响者況非真怔忡之病乎又方用龍齒壯膽湯亦神人參二錢北五味子一錢遠志肉一錢生棗仁二錢白芍藥三錢當歸身二錢鮮竹茹二錢貝母二錢水煎好濾去渣用真龍齒一錢醋煅研極細調入服一劑少安再劑全愈

驚悸論

蓋人身最重而主持者心心之所養者血血盈則神全而不外越血虧則神馳而不內守神不內守則神舍空虛虛則痰涎聚痰居神舍此驚悸之肇端也夫驚者默然遇驚身心俱動而神不自守心不自安夢寐不寧起居不定如呆如痴飲食必惡病從外入此因驚而成病也又有陽氣與陰氣相搏水火所惡故惕然而驚此先病而後驚也內經曰二陽一陰發病主驚駭又云驚者平之平謂平常也使習見習聞則不驚矣故九氣所言習可以治驚治宜安神定志調平心氣開痰降火則驚可祛也

悸者偶而存想心有所懼忽然而惕也又云悸則搐動心志搖頭氣擁或想或默如畏如惧默想不來警然而惕故悸從内生自内以警外也治宜養心而清痰理氣兼降其火則悸可治也若心虚而有鬱痰則耳聞大聲目擊異物遇險臨危觸事喪志心爲之忤使人有惕惕之狀是則爲驚宜當豁痰而定驚以安神若心虚而停水則胸中滲漉虚氣流動水既上乘心火惡之心不自安使人有怏怏之狀是則爲悸治宜養心利水而消其飲又有每卧覺神散體離驚悸多魘通夕無寐此因肝經受邪非心病者何也肝乃藏魂者也肝不受邪故魂宿於肝神靜而

得寐今則肝虚而邪氣居之魂不歸舍是以卧則揚揚若去治宜補其肝虚而益其榮血血充而神氣自定肝旺則魂魄能藏而全愈矣

驚悸辨案

有人聞聲而動驚心中怦怦半日而後止左寸關脉動而弱人以爲心中有痰也乃用消痰之藥治之不效久則不必聞聲而亦驚且添悸病心中常若有人來捕者是驚悸相連而至也雖俱是心虚之症而驚與悸實有不同也蓋驚之病輕於悸悸之病重於驚驚從外來而動心悸從内生而動心也若怔忡正悸之

漸也一遇怔忡即宜防驚一驚即宜防悸然而驚悸雖分輕重
而治虛則一也方用定神湯嫩黄芪蜜炙五錢白术炒焦三錢
當歸身三錢生棗仁三錢白茯神三錢遠志肉二錢麥門冬三
錢栢子仁二錢玄參一錢五分原熟地黄五錢半夏製一錢甘
草一錢燈心五分水煎服一劑而驚悸輕再劑更輕十劑全愈
夫神魂不定而驚生神魂不安而悸起皆心肝兩經之血虛也
血虛則神無所歸魂無所依今用生血定神安魂之劑以大補
其心肝則心肝有血以相養則神魂寧靜何至有驚悸之病哉
然而此等之藥用之驟効未幾而仍然驚悸者此心肝二臟大

虛之故也改煎藥而久服丸方則止矣用鎮神丹治之人參四兩當歸身三兩於白朮土炒焦五兩淨棗仁三兩遠志肉二兩原生地黃四兩原熟地黃八兩白芥子一兩白茯苓三兩栢子仁三兩龍齒醋焠一兩虎睛一對焙燥廣陳皮一兩麥門冬三兩各爲末煉白蜜爲丸如婦人加製香附三兩每日用白滾湯早晚送下各五錢一料全愈此方較前方更奇而神方中用龍虎二味實有妙義龍齒能安神而鎮驚虎睛善定魄以止悸入之補心補腎之中使心腎交通而神魂自定也又方用鎮心丹亦効人參三錢白芍藥五錢鐵落一錢花粉一錢懷山藥三錢

遠志肉一錢棗仁三錢白茯神三錢丹參三錢水煎好濾去渣入丹砂一錢水飛調服十劑全愈

有人先驚而後悸亦有先悸而後驚似乎不同而不知非有異也不過輕重之殊耳但驚有出於暫而不出於常悸有成於暗而不成於明者似乎常暫明暗之不同然而暫驚輕於常驚明悸重於暗悸今定一方不論其脉合驚悸而治之名爲定神兩靜湯人參五錢生棗仁五錢鮮石菖蒲一錢白芥子一錢巴戟天二錢赤茯苓五錢水煎好濾去渣加丹砂水飛極細一錢入藥内調均服連服四劑驚者不驚而悸者亦不悸也此方用棗仁

同丹砂以安其神魂得石菖蒲同赤茯苓以利心竅之水下行於膀胱又益之人參巴戟以交心腎則心氣下降於腎而夜能安腎氣上朝於心而日於寧心腎兩交而晝夜安寧也又方用辰砂寧志丸最妙於白朮炒焦三兩鹿茸燎去毛酥炙黃三兩嫩黃芪蜜拌炙三兩雲茯神三兩人參三兩石菖蒲一兩辰砂水飛一兩五錢右爲細末煮南棗肉和丸每服三錢空心米飲湯送下又方用茯苓飲子以治痰飲伏於心胃悸動不已赤茯苓三錢製半夏一錢五分陳膽星一錢鮮石菖蒲一錢白茯神三錢麥門冬三錢橘紅二錢檳榔一錢沉香八分甘草一錢水

煎濾清用竹瀝十匙薑汁一滴冲服自易消痰定悸也又方治虛火上冲身如飛揚心跳不定者用滋陰抑火湯甚効當歸身三錢白芍藥三錢生地黄五錢川芎一錢川黄連一錢知母一錢熟地黄五錢肉桂五分甘草一錢紫石英醋煅研二錢人參一錢水煎濾去渣入童便半盞冲入食遠服引火歸經之神藥也

虛煩論

虛煩者心之火氣也心熱則火氣上炎而生煩皆由水衰而火無濟也夫心爲離火內陰而外陽腎爲坎水內陽而外陰陽則氣也火也陰則精也水也及乎水火旣濟全在陰精上奉以供心君之用自然清靜而安今火氣上浮真水在下於是水火不交易云火水未濟而有虛煩之症其形心不覺熱頭目昏沉口燥咽乾舌無津液展轉清清不寐或反覆顛倒起卧不安心胸煩擾不寧者多是體虛攝養有乖榮衛不和陰陽偏勝或陰虛於內則陽無以降或氣衰於中則陰亦不升內經曰陽虛則外

寒陰虛則內熱陽盛則外熱陰盛則內寒令人虛煩如虛勞之人腎水有虧心火內蒸其煩必躁吐瀉之後津液枯竭煩而多渴惟傷寒及大病後皆有虛煩病症宜細辨之

虛煩辨案

有人遇事多言而煩心生常若胸中擾攘紛紜而嘈襍難安兩寸脉微滑而數尺脉亦大此陰陽偏勝火有餘而水不足也或謂心熱則火動而生煩膽寒則血少而厭煩矣不知虛煩實本於心熱水虧膽則未嘗寒也夫膽則最喜温暖而惡寒凉世人云膽寒則怯者正言膽之不可寒也膽寒既怯何敢犯火熱之心

可見虛煩是心火之熱非膽木之寒矣古今之人用溫膽湯以治虛煩而煩轉盛者正悞認膽寒也治法宜於補心之中而用清心益水之味方名解煩益心湯人參二錢天花粉二錢當歸身二錢川黃連一錢白朮一錢生棗仁三錢白茯神三錢玄參三錢黑料荳皮三錢枳殼五分甘草五分燈心三分水煎服一劑煩止再劑而煩除也此方乃是固心清火益水之藥而加入消痰之品者有火必有痰也痰火既散而正氣不虛則煩自釋矣況又加入補心補腎之藥同舟共濟何慮虛煩之不祛也又方用玄冬除煩湯亦妙玄參三錢麥門冬五錢生地五錢牡

丹皮二錢白茯神三錢北沙參三錢川貝母二錢蓮子三錢水
煎服二劑全愈

有人年老患虛煩不寐大便不通常有熱氣一裹自臍下直冲於心便覺昏亂欲絕心與尺脉皆無力微數人以為火氣之冲心也誰知是腎水之虧乎夫心中之液實腎内之精也心火畏腎水之尅乃假尅也心火喜腎水之生乃真生也心得腎之交而心乃生心失腎之通而心乃死虛煩者正死心之漸也惟是腎既上通於心何以臍下之氣上冲而心煩不知腎之交於心者乃腎水之交而非腎火之交也腎水交於心而成既濟之泰腎

火交於心而成未濟之否故既濟而心安未濟而心煩耳老人孤陽無水熱氣上沖乃腎火沖心也火之有餘實水之不足治法大補腎中之水則水足自能制火火不上沖而虛煩自止矣方用六味地黃湯加味治之原熟地黃一兩山茱萸五錢懷山藥五錢白茯苓三錢牡丹皮五錢建澤瀉二錢白芍藥五錢麥門冬五錢棗仁炒五錢北五味一錢柴胡五分甘菊花二錢水煎服二劑而煩祛四劑而大便通二十劑不再發六味地黃湯所以滋腎水之涸也麥冬五味滋其化源白芍柴胡以平肝肝平而相火無黨不至引動包絡之火又得棗仁以安神甘菊以

袪風火無風而即不上炎火不上炎則心氣自舒而復有腎水交通有潤澤之樂而無燥擾之苦豈尚有虛煩之動乎又方用補水濟火丹亦妙原熟地黃一兩原生地黃一兩天門冬四錢麥門冬四錢栢子仁三錢棗仁炒研三錢當歸身二錢白芍藥三錢甘菊花二錢牡丹皮二錢懷牛膝二錢松子肉研三錢水煎多服全安

不寐論

黃帝問曰夫邪氣之客人也或令人目不瞑不卧出者何氣使然岐伯曰五穀入於胃也其糟粕津液宗氣分爲三隧故宗氣積於胸中出於喉嚨以貫心脉而行呼吸焉營氣者泌其津液注之於脉化以爲血以榮四末内注五臟六腑以應刻數焉衛氣者出其悍氣之慓疾而先行於四末分肉皮膚之間而不休者也晝日行於陽夜行於陰常從足少陰之分間行於五臟六腑今厥氣客於五臟六腑則衛氣獨衛其外行於陽不得入於陰行於陽則陽氣盛陽氣盛則陽蹻脉滿不得入於陰陰虚故

目不瞑也不得卧而息有音者是陽明之逆也足三陽者下行今逆而上行故息有音也陽明者胃脉也胃者六腑之海其氣亦下行陽明逆不得從其道故不得卧也經所謂胃不和則卧不安亦有老人寤而不寐少壯寐而不寤者何也經云少壯者血氣盛肌肉滑氣道通榮衛之行不失其常故晝日精夜不寤老人血氣衰肌肉不滑榮衛之道濇故晝不精夜不能寐也又有體久虛弱榮血耗散神氣擾亂心無所安而不能寐也又有心腎大虧水火不能既濟陽火反上清清而不能寐也又有愁思過度勤勞政事或心事牽連偶有所想雖欲睡而不能寐也

又有肝火太燥鬱熱之久魂不藏肝而不能寐也又有神不守舍痰乘膽經膽氣愈怯故不能寐也又有少陽本氣已虧被風邪相忤於是膽氣不通阻其水火之交故欲寐而不能寐也又有飲食飽甚壅塞氣道不能宣通於下所以胃氣不和則不能寐也致於傷寒傷風瘧疾而有不寐者邪氣內擾之故也憂勞憤鬱而有不寐者因痰因火之動也曲運神機而有不寐者心血耗而神不寧也大病已久新產之後而有不寐者氣血交傷榮衛之行失常也然而受病之因雖有數種不同總之虛實二字足以盡之若體氣素弱或因憂思房慾或因病後過勞或因

不寐

老人產婦而致不寐者皆屬内傷不足但宜補益氣血或調養心脾或助其肝陰或固其腎氣或寧神而定志或壯膽以安魂縱有微火微痰所不計也若體氣素盛偶爲外感風寒所客或火或痰所擾或因飲食所碍而致不眠者此屬外感有餘但祛其邪邪去而得寐也若夫不得寤者非脾濕有餘卽精神内弱東垣曰脉緩怠惰嗜臥四肢不收或大便泄瀉此濕勝而脾不運也又有食入則困倦精神昏冒而欲睡者此脾氣虛弱也又有房事勞頓使勇猛之氣漸行衰敗怠惰嗜臥者此脾腎二經之虛也蓋衛氣行陽則寤行陰則寐故寐屬陰而寤屬陽也不

寐由陰氣之虛當養陰補血為先不寤由陽氣之困當養陽壯氣為要此治寤寐之大法也

不寐辨案

有人晝夜不能寐心甚躁煩左寸脉數而兩尺脉弱此屬心腎不交之症也蓋日不能寐者乃腎不交於心夜不能寐者乃心不交於腎也今日夜俱不寐乃心腎兩不交耳夫心腎之所以不交者心過於熱而腎過於寒也心原屬火過於熱則火炎於上而不能下交於腎腎原屬水過於寒則水沉於下而不能上交於心矣然則治法使心之熱者不熱而腎之寒者不寒兩相引

而自兩相合也方用上下兩濟湯人參二錢原熟地黃五錢於
白朮炒二錢山茱萸二錢肉桂五分川黃連五分建蓮子三錢
水煎服一劑即寐蓋黃連涼心肉桂溫腎二物同用原能交心
腎於頃刻然無補藥以輔之未免熱者有太燥之虞而寒者有
過涼之懼得熟地人參白朮山萸蓮子以相益則交接之時既
無刻削之苦自有歡愉之慶然非多用則勢単力薄不足以投
其所好而饜其所取恐暫效而不能久效耳又方用芡蓮丹人
參二錢白茯神三錢玄參二錢原熟地四錢大生地四錢懷山
藥三錢芡實三錢甘草一錢建蓮子三錢水煎服亦妙又附論

睡法睡不厭蹴覺不厭舒蹴者曲膝卷腹以左右肋側臥修養家所謂獅子眠是也如此則氣海深滿丹田常暖水火易於交濟益人多弘舒體而臥則氣宜而寡蓄神散而不潛故臥微覺時可舒體耳此爲睡法之妙方也

有人憂愁之後終日困倦至夜而雙目不閉欲求一睡而不可得診是厥陰之脉沉濇人以爲心腎之不交也誰知是肝氣之太燥乎夫憂愁之人未有不氣鬱者也氣既久鬱則肝氣不舒肝氣不舒則肝血必耗肝血既耗則木中之血上不能潤於心而下必取汲於腎然而肝木大耗非杯水可以灌溉豈能堪日日

之取助於水乎故腎水一枯而不能供肝木之涸矣其後腎止可自救其焦釜見肝木之來親有閉關而拒矣肝爲腎之子腎毋且棄子而不顧況心爲腎之仇又烏肯引火而自焚乎所以堅閉而不納也治法必須補肝血之燥而益腎水之枯自然水可以養木而肝可以資心也方用潤燥交心湯白芍藥五錢當歸身五錢熟地黄五錢玄參二錢丹皮二錢柴胡一錢石菖蒲一錢黑荳皮二錢水煎服一劑而肝之燥解再劑而肝之鬱亦解四劑而雙目能閉可熟睡矣此方用白芍當歸以滋其肝則肝氣不燥而自平得熟地荳皮以補腎水則腎水充足而濟肝

則肝之血益旺則肝之氣亦潤又得玄參丹皮以解其心中之炎而又是補水清火之品投之柴胡菖蒲以和解而開肝中之鬱引諸藥而直入於心宮則腎肝之氣自然不益而自益矣又方用安枕寧睡丹亦神白芍藥三錢生地黃三錢當歸身三錢牡丹皮二錢甘草一錢原熟地黃五錢棗仁炒五錢山茱萸肉二錢枸杞子三錢甘菊花二錢水煎服二劑而臥再服四劑可熟睡矣

有人夜不能寐恐鬼祟來侵睡臥反側輾轉不安或少睡而即驚醒或再睡而恍如有人來捉拿左關脈弱人以為心腎不交而

不寐

孰知膽氣之怯也夫膽屬少陽其經在半表半裏之間心腎交接之會也心之氣由少陽以交於腎腎之氣亦由少陽以交於心膽氣既虚至不敢相延心腎二氣而爲之介紹心腎乃怒其閉門不納兩相攻擊故膽氣愈虚驚悸易起蓋不能寐耳治法宜補少陽之氣然補少陽又不得不補厥陰也蓋厥陰肝經與少陽膽經爲表裏補厥陰之肝正補少陽之膽耳方用肝膽兩善湯白芍藥一兩遠志肉三錢棗仁炒一兩龍齒醋煅研二錢水煎服一劑而寐安二劑而睡熟三劑而驚畏全失此方白芍入肝入膽佐以遠志棗仁者似乎入心而不入肝膽不知遠志

棗仁既能入心亦能入肝膽況同龍齒用之則其走肝膽二經又何疑乎肝膽之氣一旺何懼心腎之相格而不寐哉又方用壯膽安魂丹亦妙白芍藥五錢棗仁炒五錢人參二錢當歸身五錢牛膽南星八分茯神三錢竹茹一錢水煎服一劑睡少安四劑全愈

不寐

有人神氣不安臥則魂夢飛揚身雖在床而神若遠離聞聲則驚醒而不寐通宵不能閉目診厥陰肝脉浮大而虛人以爲心氣之不足也誰知是肝經受邪乎夫肝主藏魂肝血足則魂藏肝血虛則魂越今肝血既虧肝臟之中無非邪火之氣木得火而

自焚魂將安寄自避出於軀殼之外一若離魂之症身與魂分爲兩也然而離魂之症與不寐之症又復不同離魂者魂離而能見物不寐而若離魂者魂離而不能見物也其所以不能見物者陰中有陽非若離魂之症純於陰耳治法祛肝之邪而先補肝之血血足而邪自難居邪散而魂自歸舍矣方用歸魂自寐湯白芍藥五錢當歸身三錢龍齒火煅爲末二錢菟絲子三錢巴戟天一錢麥門冬三錢栢子仁二錢棗仁炒五錢白茯神三錢水煎調服一劑而得寐連服四劑夢魂亦安不復前之飛越也此方皆是補肝補心之藥而用之甚奇者全在龍齒古人

謂治魄不寧者宜以虎睛治魂飛揚者宜以龍齒正取其龍齒屬東方甲木故能入肝而安魂夫龍能變化動之象也不寐非動乎龍雖動而善藏動之極而藏之極也用龍齒以引寐者非取其動中之藏乎此亦古人之所未言今用之以洩天地之靈秘也又方用藏魂丹亦効白芍藥五錢當歸身五錢棗仁炒焦五錢鱉甲醋煅碎三錢半夏製一錢丹參三錢遠志肉一錢五分柴胡五分甘草一錢炒黑梔子一錢五分水煎濾清再用丹砂水飛極細一錢冲和服三四劑而熟睡矣

有人心顫神慴如處孤壘而四面受敵達旦不能寐目眵眵無所

見耳聵聵無所聞欲少閉睫而不可得診足少陽脉浮大重按無力人以爲心腎之不交也誰知是膽虛而風邪襲之乎夫膽屬少陽風木最喜是風今膽經受風正少陽之喜而反不寐者何也然不知少陽膽虛則膽汁虧缺虧缺則膽怯怯則風襲於内而膽氣無主一聽邪之所爲膽欲通於心而邪氣阻之膽欲交於腎而邪又閉之况膽原無出入之門此目之所以睜睜而耳之所以聵聵也心腎因膽氣之不通亦各退守本宮而不敢交接故欲閉睫而不可得也心腎既不能交通則膽氣愈怯而又無子母之援何啻如臥薪嘗膽之苦又安得悠然來夢乎治

法必補助其膽氣而佐以祛風蕩邪之品則膽氣壯而風邪自散庶可高枕而臥矣方用祛風益膽湯柴胡一錢郁李仁一錢當歸身五錢川芎一錢五分麥門冬三錢北沙參三錢甘草一錢白芥子一錢廣陳皮一錢烏梅一箇鮮竹茹一錢水煎服連服二劑而顫懾止再服二劑而見聞有所用人亦熟睡矣此方絕不去治心腎之不交而惟祛膽木之邪更助膽木之正氣則膽汁不乾可以分給於心腎自然心腎兩交欲其不寐得乎又方用祛邪固膽湯亦妙荊芥一錢當歸身五錢防風一錢天花粉一錢川芎二錢半夏製一錢枳殼五分柴胡一錢白茯苓三

錢鮮竹茹一錢水煎服二劑全愈

健忘論

素問曰人之善忘者何氣使然岐伯曰上氣不足下氣有餘腸胃實而心氣虛虛則榮衛留於下久之不以時上故善忘也夫人生氣禀不同得氣之清者其心靈而知覺雖事煩而不忘者禀賦之明也得氣之濁者其心愚而不覺稍得事物之擾而健忘者禀賦之昏也非病之故乃天質然也致於因病而得健忘者俱責之心腎不交蓋心不交於腎濁火亂其神明腎不交於心精氣伏而不用火居上而不靜則生痰水居下則精動而生躁內經曰靜則神藏躁則消亡靜乃水之體躁乃火之用故神

静則心存乎中，神動則心忘於外，動不已則忘亦不已，故轉聆遺忘，遇事有始無終，言談不知首尾，此因腎氣之虧，水不能上交於心，則心無液養，神失其位，腎失其精也。内經又謂腎藏志，故人志出於腎，腎虚則志亦失也。亦有平日思慮過度，鬱而生痰，痰盛則氣結，痰氣既結則心不生血，血既不生，勢必失其心氣之神明而不能記也。内經又云思則氣結，慮多則傷神，神傷則失志，損其心胞，故心血耗散，以致神舍不清，遇事而多忘也。亦有病後精神短少，痰迷心竅，阻其清虚之氣而爲健忘之症也。大凡人之所主者心，心之所養者血，心血若足，多識不忘而無所蔽也若心血不足邪氣蔽之則傷其虛靈之體而學問易忘矣得此症者當以幽閑之處安樂之中使其絕於憂慮以寧其心恬靜寡慾以安其腎欲心之交者須養其血欲腎之交者必固其氣又宜調養中州始能通上澈下之任況心居於上腎居於下脾居其中玄門以心為嬰兒腎為姹女脾為黃婆黃婆者媒妁也所以水火使之相見實黃婆之力居多故雖治其心腎而必宜調其中州知此而治漸可不忘矣

健忘辨案

有人老年而健忘者近事多不記憶雖人述其前事猶若茫然尺

脉無力心脉甚弱此真健忘之極人以爲心血之涸也誰知是腎水亦竭乎夫心屬火腎屬水水火似乎相尅其實相尅妙在相生心必藉腎氣以相通火必得真水而既濟如止益心中之血而不去填腎中之精則血雖驟生而精仍長涸但能救一時之善忘而不能冀長年之不忘也治法必須補心而兼補腎使腎水不乾自然上通於心而生液然而年老之人乃陰盡之時補陰而精不易生非但藥品宜重而单恃煎湯恐一時難以取勝爲憂服湯劑之後以丸藥繼之始獲永遠之効也方名生慧湯原熟地黄一兩山茱萸肉四錢遠志肉二錢生棗仁五錢栢

子仁五錢白茯神三錢人參三錢石菖蒲一錢白芥子一錢水煎服連服一月自然不忘矣此方心腎兼補上下相資實治健忘之聖藥苟能日用一劑不特除健忘之病併有延齡之慶矣然而人必苦服藥也則丸方又不可不傳耳方名兩交丹人參三兩於白朮三兩雲茯神三兩人乳拌蒸晒九次嫩黃芪三兩蜜炙當歸身三兩原熟地黃八兩山茱萸肉四兩玄參一兩石菖蒲二兩遠志肉二兩栢子仁去油三兩桂圓肉四兩酸棗仁四兩紫河車首生者洗淨酒煮焙燥二具麥門冬去心三兩龍齒煅五錢白芥子一兩各爲細末煉白蜜爲丸辰砂二兩水飛

爲末每日晚間用白滾湯吞下五錢久服斷不健忘此方不拘老少俱可服而老年人尤宜蓋補腎之味多於補心精足而心之液生心得液養而心之竅啓心竅既啓而心之神明自清何至昏昧而善忘者哉

有人壯年善忘六脉極弱必得之傷寒大病之後或酒色過度之人而得者亦觀此等之病似若尋常而本實先匱是最可畏世人往往輕之而不以爲重久則變生他病而危者多矣誠實憫之故又論及此蓋此種健忘乃五臟俱傷之病不止心腎二經之傷也若徒治其心腎恐脾胃之氣甚弱則虛極反不受補深

爲可慮必須加意強胃助脾使脾胃之氣強而不弱始能分布精液於心腎耳方用五臟生氣湯人參二錢於白朮炒焦二錢白茯苓三錢遠志肉炒一錢棗仁炒三錢原熟地黃炒四錢山茱萸肉二錢甘草炙五分神麯炒五分半夏製五分肉桂三分麥門冬炒一錢石菖蒲五分芡實二錢廣木香五分砂仁末五分水煎服四劑而胃口開十劑而善忘少矣連服三十劑脉旺而全愈此方藥味多而分兩輕者其病乃久虛之症大劑恐有阻滯之憂味少恐五臟無調劑之益所以圖功於緩而奏効於緩也扶助脾胃之氣而仍加以補心腎二經則五臟未嘗不同

補也有益無損之治法耳又方用歸脾湯加味治之亦妙人參一錢於白术炒焦二錢當歸身二錢白茯神二錢棗仁炒三錢遠志肉炒一錢黃芪蜜炙二錢甘草炙五分廣木香五分石菖蒲一錢枸杞子二錢懷山藥二錢廣陳皮八分肉桂三分麥門冬一錢桂圓肉二錢南棗三枚生薑二片水煎服十劑脾胃之氣強再服二十劑善忘皆除而能記矣

有人氣鬱不舒忽忽如有所失目前之事竟不記憶一如老人之善忘診足厥陰之脉沉數此乃肝氣之滯非心腎之虚也夫肝氣最急鬱則不能急於是肝之氣血衰弱反爲鬱滯所居故腎

水來滋至肝則止心氣來降至肝則回以致心腎兩相間隔致有轉盼遺忘也治法必須通其肝氣之滯而後心腎相通何至有目前之失記乎然而欲通肝氣必須仍補心腎要在於補心補腎之中而解其肝氣之鬱則鬱猶易解若純用解鬱散滯之藥而不補心腎之氣則已結之鬱雖開而未結之鬱仍來也方用通鬱交心湯白芍藥炒五錢白茯神三錢人參一錢五分原熟地黃三錢玄參一錢麥門冬二錢當歸身三錢柴胡一錢石菖蒲五分香附童便浸炒一錢五分白芥子一錢於白朮炒焦二錢水煎服一劑而鬱少解二劑而鬱更解四劑則鬱盡解漸

建忘

可記憶也此方善於開鬱而又無刻削乾燥之失直解其肝中之沉滯使肝氣盛而腎水亦不乏則心氣自交也心腎既交寧尚有遺忘失記之病哉前方去白芥子加栢子仁三錢半夏製一錢廣陳皮八分更妙

人有對人說話隨說隨忘人述其言杳不記憶如從前並不道及診左寸與尺脉微虛之甚人以爲痰病所至也誰知是心腎之兩分乎夫人心腎交而智慧生心腎離而智慧失人之聰明非生於心腎而生於心腎之交也腎水資於心則智慧生生而不息心火資於腎則智慧亦生生以無窮苟心火亢則腎畏火炎

而不敢交於心腎水竭則心惡水乾而不肯交於腎則兩不相交其遺忘自至矣夫心腎如夫婦也夫婦乖離何能記及於他事乎治法必須大補心腎使其相離者重復相親自然相忘者復能相憶耳方用神交湯人參二錢麥門冬三錢肉蓯蓉二錢柏子仁去油二錢懷山藥五錢芡實三錢玄參二錢遠志肉一錢丹參三錢白茯神三錢菟絲子五錢水煎服連服十劑即不忘矣服一月而不再忘此方似乎重於治心而輕於治腎不知夫婦之道必男求於女而易於相親重於治心者正欲使心之先交於腎也然而方中之妙無一味非心腎同治之藥是治心

建忘

無非治腎也而交腎仍非交心也兩相交而兩相親寧有再忘者乎

癇症論

夫癇者痰火之所爲也内經曰巨陽之厥則首腫頭重足不能行發爲眴仆是皆陽氣逆亂卒然暴仆不知人事氣復則甦此癇症也合乎牛馬猪羊雞犬者也此症皆由痰涎壅滞臟腑猝然眩仆悶亂無知嚼舌吐沫角弓反張眼目上視手足搐搦口作六畜聲不一時而醒或有一月發二三次者或有連日發者甚至一日三五次發者之不同當推五臟之形症以明之心癇者因驚而發驚則氣亂神不守舍舍空則痰涎聚其狀心煩悶亂躁擾不寧舌多吐出涎沫满口來時速而去亦速其聲應乎

羊癎也肝癎者因怒而發怒則氣上怒不得發越則肝氣不順而生風風以熱搏痰涎壅盛其狀口多叫喊面青目瞪左脇作痛而中氣煩悶其聲應乎雞癎也脾癎者飲食失節飢飽無時脾氣虛損逆於臟氣痰蓄生癎其狀手足搐搦腹滿兩目直視唇口掀動痰沫外出猝然而仆其聲應乎牛癎也肺癎者憂悲太重肺氣鬱而不行痰涎乘之其狀聲嘶啼泣旋暈顛倒目睛上瞪惡寒拘急氣下則甦此應乎馬癎也腎癎者因恐而發恐則氣下腎水不生或淫慾太過內氣空虛相火妄動鬱而生涎閉塞諸竅而作畜聲其狀腰背強重頭眩旋暈如尸吐沫其聲

應乎猪犬癇也蓋五癇合五臟者明矣然作六畜之聲其故何也究其所來者實有風痰皷其氣竅而聲自變也譬之弄笛焉六孔閉塞不同而宮商別異是也既有五聲之異豈無陰陽之別乎如陽癇者病先身熱掣瘲驚啼叫喚而後發癇脉浮者爲陽癇病在六腑猶易治也陰癇者病先身冷不驚掣不啼呼而發癇脉沉者爲陰癇病在五臟最不易痊又謂陽癇發於晝陰癇發於夜晝以清火開痰爲主補氣佐之夜以益陰爲主豁痰袪火兼之若因驚而得者亦宜去痰爲主次以清熱定驚寧心安神則癇自治也

癇證辨案

有人壯年之時痰氣太盛時常跌仆作牛馬之鳴者或猪羊雞犬之吽者世人所謂猪癇病也既有獸聲之異豈可總其名而不分講也心煩躁擾目瞪吐舌涎沫滿口聲如羊吽者心癇也面青吽喊目瞪脇疼反折上竄聲如雞吽者肝癇也兩目直視腹滿唇掀手足搐搦口多涎沫聲如牛吽者脾癇也身先畏寒善悲涕泣聲嘶目睛上視聲如馬鳴者肺癇也腰背強痛頭重旋暈如尸吐沫聲如猪犬吽者腎癇也此五聲應乎五臟之病也今左寸脉虛滑聲如羊聲爲心癇之病其因由體氣虛寒痰涎

入於心包也夫心屬火而心包亦屬火也心喜寒而心包喜溫所以寒氣一入包絡即拂其性矣況又痰氣之侵乎夫人身之痰五臟六腑無不相入安在犯包絡之即至於迷心乎包絡爲君相之臣凡有痰侵心包絡先受之包絡衛心惟恐痰之相犯故痰氣一入即呼諸臟腑來相救援因其竅門先以閉塞不得不變爲獸聲耳治法急救其心不若急救其包絡仍補其脾胃兼豁其痰涎則癇症自除矣方用濟艱驅癇丹白朮炒焦三錢人參三錢白茯神三錢石菖蒲一錢栢子仁去油三錢半夏製二錢遠志肉一錢天花粉一錢南星製一錢附子製一錢神麴

炒一錢水煎濾清辰砂一錢水飛極細調入服一劑而癇止再
劑全愈連服十劑此症永絶再不發矣方中雖是救包絡之藥
其實仍是救心因脾之味也心安而包絡更安包絡安而脾氣
焉有不安而再生痰哉况附子南星俱是斬關奪門之將指揮
如意而外邪近賊掃蕩無遺可慶敉寧之福也如脾癇者用此
方亦妙何也心脾爲子母故耳又方用安神驅癇丹最妙能祛
男婦小兒五般癲癇無問遠近發作無時白茯神二兩人參二
兩地骨皮二兩麥門冬去心二兩丹砂水飛極細二兩犀角尖
屑二兩馬牙硝三錢龍腦三錢麝香三錢西牛黄三錢桑白皮

一兩甘草一兩金箔三十五張半夏製二兩右爲細末煉白蜜爲丸如彈子大金箔爲衣温水化下不拘時服病二三年者日進二服小兒一丸分二服若風癇引用薄荷五分柴胡五分白殭蠶五分煎湯送藥如心熱盛者引用川黃連五分燈心五分煎湯送藥如脉遲内臓虚寒者引用製附子五分生薑二片煎湯送藥最神

有小兒易於發癇者雖因飲食失宜亦由母腹之中先受驚恐之氣故一遇可驚之事便跌仆吐涎口作猪狗之聲世人謂之猪犬癇也猪犬者爲六畜之聲何以應五臟之腎癇乎然不知五

臟惟腎有二其聲如猪叫者應少陰腎也其聲如犬叫者應命門右腎也今其脉虚氣弱用袪痰搜風鎮驚之藥而癇益甚絶不悟其先天之虧損而不大補其腎氣之元陽膻中之真火所以愈不能見効也治法宜大補其脾胃之土而更宜補腎中之陽以生脾復補膻中之火以生胃脾胃既旺則先天之虧不補而自補矣脾胃之氣健不消痰而痰自化也方用六君子湯加减人參一錢白茯神二錢於白术炒焦一錢懷山藥一錢五分甘草五分製附子二分製半夏八分鈎滕錢二分水煎服一劑驚即止二劑而癇愈再服四劑永不復發六君子湯原是補脾

胃之聖藥脾胃健而驚氣自收原不必用鎮定之藥以止之也故又益之山藥補先天而仍補後天況加附子之勇無經不達而更能直補腎內之元陽又驅邪而生中土再益之半夏以逐其敗濁之痰鈎藤以收其大小經絡之驚驚去則神魂自寧而搐症立除也又方用溫中止搐湯亦妙人參一錢白朮炒一錢肉桂三分製半夏八分乾薑二分石菖蒲五分天麻五分遠志肉五分水煎服一劑搐止四劑全愈如病久不痊者加紫河車焙燥研細末一錢調入和均服更勝

癲狂論 附呆病

丹溪曰癲屬陰狂屬陽癲多喜狂多怒癲者喜笑不常人事亦知但手足戰棹語言蹇澁頭重身輕神不守舍顛倒錯亂之謂也狂者棄衣奔走踰垣上屋罵詈叫喊或自高賢或自尊倨妄見妄問狂亂而無正定也難經所謂重陰者癲重陽者狂素問又謂多喜爲癲多怒爲狂然則喜傷於心而怒傷於肝此二臟有動君相之火而成者也狂爲痰火實盛癲爲心血不足多爲求望高遠不得志者有之或因氣鬱生痰而迷心竅者有之或有氣鬱生熱而熱極生風者有之大凡手足動搖而語言蹇澁

者謂之癲駡詈呌喊而承力奔走者謂之狂不避親踈而出言壯厲者謂之妄語合目自言日用常行之事爲之讝語寤寐呢喃而自言心事者謂之鄭聲開目偶見鬼神而心神不定者謂之狐惑凡此數症皆因神志不守作事恍惚一時痰迷心竅更加火熱鬱結痰涎壅盛卒然爲病者治宜清痰降火爲先兼安養心神扶助脾氣當補榮血其病自愈亦有心風之症精神恍惚喜怒不常時或錯亂象癲之意不如癲之甚亦痰氣所成治宜豁痰爲主驅風爲要更宜調養心神補其血液自能奏功矣亦有偶中邪氣而癲哭呻吟者非狂亦非癲也當以治邪之法

治之使邪去而安也亦有行動失常不知人事者謂之痴語言不出而坐立默想忽笑忽歌與之織物而不辭者謂之呆觀此二症最難治療致若癲病多痰而病涉心脾非溫燥之劑不足以破其欝滯之氣狂病多火而病通肝膽非苦寒之味不足以制其木火之暴此特言其大法也又當推其脉息以明之庶無悞治之患脉經曰癲癇之脉浮洪大長滑數堅疾痰蓄心狂脉大堅實者爲癲病心脉緩者爲狂病內經所謂心脉緩甚爲狂笑正此之謂也

癲狂辨案

有人素常發癇相似久而成癲屢治不效口中喃喃不已時時忽忽不知時而叫罵時而歌唱時而喜笑吐痰如蜒蚰之涎右關脉大而虛人以為痰病之迷其心竅也每以消痰化涎開竅之藥治之多不効此症乃胃少有微熱而氣又甚衰故其形有似於狂而非狂有似於癇而非癇也治法宜補胃氣而微用清火之藥可以奏功然而胃土之衰由於心火之微胃脉之虛由於心血之蒻未可純補胃土而清胃火必須兼助心氣之為得耳方用助心平胃丹人參二錢白茯神三錢川貝母二錢六神麯炒一錢肉桂三分甘草一錢甘菊花二錢石菖蒲一錢生棗仁

三錢竹茹三分水煎服一劑而癲止半再劑而癲盡除也此方清補胃氣以寧心氣助心火之微壯胃脉之虚故心既無傷而胃又有益不必治癲而癲自止矣又方用寧志丹不拘癲狂精神恍惚思慮迷亂乍歌乍哭時笑時喜飲食失常疾發仆地吐沫戴目魂魄不守是癇非癇等症皆能見効用好劈辰砂一兩右將熟絹包裹線紮獖猪心一枚竹刀切開拭去血入辰砂包於内再縛合外用笋殼重裹麻皮紮定用無灰酒二升入砂罐内煮酒盡取出辰砂另研以猪心細切石盆内研爛却入後藥末併辰砂棗肉爲丸留少許辰砂末爲衣藥末須隔日研下棗

肉於煮猪心日絶早煮熟去皮核取肉四兩人參白茯苓當歸石菖蒲的乳香去油棗仁炒熟各五錢爲末和丸如梧桐子大以留下辰砂爲末每服五十丸人參湯送下如狂病火盛者用生大黄川黄連各一錢煎湯送下最神

有婦人一時發癲全不識羞見男子而如怡遇女子而甚怒往往有赤身露體而不顧者診足厥陰之脉弦長而洪此乃肝火熾盛思男子而不可得欝結而成癲也夫肝火熾盛何便成癲蓋婦人肝木最不宜旺旺則木中生火火逼心而焚燒則心中不安有外行之失矣然而心宫之外有包絡之護何以不爲阻隔

任其自入乎不知肝木與心火原是母子母入子宫包絡外臣焉能阻其出入自然木火同類有焚燒之勢也然而木火者為君相之火也故相火動而君火亦隨之二火相合焚燒更暴宜有死亡之虞何以但癲而不死蓋有腎水之救援耳思男子而不可得者因腎中之相火旺也雖所旺者半是腎火而腎水實未涸也有肝火之相乘即有腎水之相滋所以但成癲痴之病而未至夭喪耳治法宜瀉其肝火補其腎水而兼舒其鬱結之氣則癲痴可愈也方用和肝解慾散柴胡二錢炒黑梔子三錢白芍藥五錢當歸身三錢生地黄五錢熟地黄五錢玄参三錢

頁王

天花粉二錢廣陳皮一錢白茯神三錢香附童便浸七日炒三錢水煎服四劑而癲輕再四劑而羞惡生再四劑而癲失閉門不見人也此方全去瀉肝木之火不去耗肝經之血疏肝木之鬱不去散肝經之氣補腎中之水不去救心中之焰水足則木得所養而火自息於木內火息則神得所安而魂自返於肝中况有消痰順氣和肝之品則痰與氣盡化而癲痴之病自去也

又方用連梔清肝湯生地黄一兩當歸三錢牡丹皮三錢炒黑梔子二錢天花粉二錢川黄連一錢五分吳茱萸五分白芍藥五錢真川鬱金一錢水煎服十劑全愈此方兼可治熱入血室

加柴胡一錢亦妙

有人入干戈之中爲賊所執索金帛不與賊褫其衣將受刀得釋遂失心如痴左關脉動而虛人以爲失神之驚也誰知是膽落之病乎夫膽附於肝者也因驚而膽墮非膽之果落於肝中也葢膽中之汁味散而不收一如膽之墮落於肝耳膽即墮落則膽中之汁盡爲肝之所收則肝強膽弱而心不能取決於膽心即忽忽如失一如癲痴之症矣治法平肝氣之有邪補膽氣之不足則膽汁自生而癲痴可愈矣方用祛驚益膽丹治之附子製三分廣陳皮一錢白朮炒焦三錢當歸五錢辰砂水飛一錢

鉄粉研極細一錢白茯神三錢遠志肉一錢半夏製一錢人參三錢龍腦薄荷一錢天花粉二錢九製膽星一錢各爲細末煉白蜜爲丸如彈子大薑湯送下一丸而驚氣卽收矣連服三丸而癲痴自愈不必盡服此方安神定志之聖藥收驚壯膽之靈丹丸中全在鉄粉膽星爲神鐵粉者鐵落也最能推抑肝邪而又不損肝氣膽星者牛膽之汁也獸中惟牛膽最大又能益膽而定驚以祛痰故膽星歸膽鉄落歸肝況肝與膽爲表裏均木之象也木畏金刑故用鉄落以制肝非取其金尅木之意金尅肝木未必不金尅膽木矣然而肝木陰木也膽木陽木也鉄落

尅陰木而不尅陽木故制肝而不制膽所以伐肝木之邪而不傷膽木之正況得膽星之助以引諸藥直入少陽之中以生膽汁不獨取其化痰而静鎮也又方用壯膽安魂散亦効當歸身五錢山茱萸三錢棗仁炒熟五錢白芍藥五錢北五味一錢真龍齒煆二錢陳膽星一錢川附子製三分半夏製一錢水煎服十劑全愈此方加人參三錢更妙

有人思慮過度耗損心血遂至癲疾或哭或笑或裸體而走或閉戶自言喃喃不已診左寸與右關脉大而虛人以為花癲之病也誰知是失志之癲乎夫思慮過度必傷於脾脾氣一傷卽不

頁王

能散精於肺肺氣又傷而清肅之令不行而脾氣更傷矣且脾者心之子也脾病而心必來援猶子病而母必來顧心見脾氣之傷以至失志則心中無主欲救而無從欲忘而不得呼憐而不應忌仇而相侵於是自忘其身將爲從井之事見人而囁嚅背客而絮叨遂至於癲而不自覺也治法非急清其心不可然而心病由於脾病也補心以定志更不若補脾以定神志之爲得耳方用歸脾寧志丹人參三錢白术炒焦三錢嫩黄芪蜜炙三錢棗仁炒三錢遠志肉一錢白茯神三錢紫河車焙燥一具半夏製二錢廣陳皮一錢甘草一錢辰砂水飛一錢石菖蒲一

錢麥門冬五錢栢子仁三錢白芥子二錢各爲細末煉白蜜搗爲丸白滾湯送下五錢連服數日而癲如失也此方心脾同治之藥也雖消痰而不耗氣用紫河車者以紫河車爲先後天之母更能歸神於頃刻神得河車而有依則志即於神而相守不特已失者重回而既回者尤能永固也又方用心脾兩固湯亦効人參二錢白朮炒焦三錢麥門冬三錢半夏製二錢肉桂一錢丹砂水飛極細一錢栢子仁二錢白茯神二錢棗仁炒三錢木香五分甘草一錢桂圓肉三錢南棗三箇生薑三片水煎服四劑癲止再四劑全愈

有人熱極發狂登高而呼棄衣而走氣喘而汗如雨下右關脉洪數而滑此陽明胃經之火也夫陽明之火何以能使人登高而呼乎蓋火性炎上內火熾騰則身自飛揚矣熱鬱於胸得呼則氣泄矣衣所以蔽體者也內熱既盛衣之覆體不啻如焚棄之則快又何顧焉火刑肺金而生痰自然大喘喘極而肺金受傷不能自衛夫皮毛腠理開泄陰不攝陽逼其汗而外出有不可止遏之勢汗既盡出心無血養神將飛越安得而不發狂乎方用加味白虎湯救之人參三錢石膏一兩知母二錢白茯苓三錢麥門冬一兩甘草一錢半夏製二錢鮮竹葉五十張糯米一

撮水煎服一劑而狂定再劑而熱止矣不可用三劑也此症非用白虎湯以急救胃火則腎水立時熬乾身成黑炭而不可救矣然而火勢燎原非杯水可救必得滂沱大雨則滿山遍野之焰始能盡行撲滅也又方用清胃湯小生地一兩黑玄參三錢甘草一錢天花粉二錢炒黑梔子二錢車前子二錢石膏一兩鮮竹葉五十片水煎服二劑全愈狂盛熱極者加生大黃三錢麥門冬五錢更効

有人火起發狂腹滿不得卧面赤心熱妄見妄言如見鬼狀診左寸脉緩甚而右關脉大且長此亦陽明胃火之盛也然胃火是

頁王

陽症而妄見妄言如見鬼狀又是陰症何也陽明之火盛由於心包之火盛也陽明屬陽而心包屬陰陽明之火妄動故腹滿而不得卧倘僅有胃火之動而心包之火不動雖口渴腹滿而尚可卧也唯心包見胃火之動亦出本火以相助遂至心神外越而陰氣乘之若有所見因而妄有所言如見鬼而實非真有鬼也治法仍宜瀉胃之火而微清心包之火葢胃爲心包之子心包爲胃之母也母盛而子始旺然子衰而母亦弱耳瀉胃火非卽瀉心包之火乎方用瀉子清心湯玄參五錢甘菊花二錢牡丹皮三錢知母二錢天花粉三錢麥門冬五錢淡竹葉二錢

水煎服一劑而胃火平二劑而心包之火亦平矣二火既平而狂病自愈論理此症可用白虎湯然而白虎湯過於峻削故改用瀉子清心湯況心包屬陰若用白虎湯以瀉陽畢竟有傷陰氣不若瀉子清母之法既瀉其陽而又無損其陰之為善也或曰母盛而子始旺瀉心包之火可也何以瀉胃子之火重而清心包之火輕者何也不知五臟六腑之火最烈者胃火也胃火一熾將腎水立時爍乾故必須先救胃火胃火息而心包之火亦息矣倘純瀉心包之火必由胃而後及乎心包若胃火不除雖瀉心包之火斷不能息不若重瀉胃火而兼清心包既能制

顛王

陽又能濟陰而有所得也又方用寧心清胃湯亦妙人參一錢麥門冬五錢牡丹皮三錢白茯苓三錢滑石水飛五錢半夏製一錢生地黄一兩鮮竹葉五十張知毋二錢水煎服一劑狂定二劑全愈

有人易喜易笑狂妄譫語心神散亂目有所見左心脉緩甚人疑爲胃火之病也誰知非胃火之病乃心熱之故乎心熱發狂膻中之外衛謂何聽心君狂亂而不解者亦因心過於酷熱則包絡之臣何敢代心君以司令聽心君之自主而喜笑不節矣然而心中發熱發狂以至神氣散亂宜立時暴亡之禍矣何以仍

能苟延日月耶不知心熱之發狂不同於胃熱之發狂胃之發狂乃外熱而犯心心之發狂乃內熱而自亂故胃狂有遽亡之禍而心狂有苟延之倖也治法必以清心爲主安神爲急則譫語可止喜笑有節狂妄自定矣方用清心安神丹川黃連二錢白茯神五錢生棗仁五錢人參二錢麥門冬五錢生地黃五錢丹參三錢燈心五分水煎服一劑而神定再劑而狂定不必用三劑也黃連所以清心火然徒用黃連則火正喜燥恐黃連之性亦燥反動其火所以又益生地麥冬以滋心中之燥更益之人參丹參棗仁之類以濟心中之虛火使心氣足則神守而無

外越之處何狂笑之不治哉又方用解妄湯人參二錢川黃連二錢茯神三錢麥門冬五錢栢子仁三錢生棗仁三錢生甘草一錢肉桂三分水煎服二劑全愈

有人身熱發狂所言者無非淫亂之語所喜者無非歡愉之事一拂其言一違其事則狂妄猝發如見鬼神之狀診人迎脉虛數人以爲心熱之極也誰知是心包之熱乎夫心包爲心君之相臣心中安靜胡爲任包絡之拂亂乖張至此君弱臣強心君不能自主耳譬如柔弱之主朝綱解散乃寄其權於相臣而相臣不能赤心報主自然朋黨營私生殺悉出其手奉命者立即稱

揚違命者輙皆苛斥聞順情之辭則喜聽逆耳之言則怒顛倒是非違背禮法心自生疑若有所見心包熱狂正復相似治法自應瀉心包之火然而徒治心包則心主虛怯愈有震驚之嫌必須補助心君之旺則包絡之臣自然無權始能祛其患也方用寧心衛主丹人參二錢白茯神三錢玄參二錢天花粉二錢麥門冬三錢生地黃五錢牡丹皮三錢水煎服一劑而身熱退二劑而狂妄定四劑而喜怒得其正矣方中止玄參牡丹皮乃清心包之藥其人參茯神麥冬仍是補心之品心強而心包之病自退矣況益之花粉以涼潤肺金之上源而生水之功易更

簡王

益之生地黄之養陰而既濟自然撥亂爲安化奸爲忠也又方用兩儀濟心湯亦効人參三錢原熟地五錢黑荳皮三錢麥門冬五錢石菖蒲一錢牡丹皮二錢丹參二錢雲茯苓三錢燈心五十寸河水煎服四劑全愈

有人爲強横者所折辱憤懣不平因而氣鬱遂病心狂時而持刀時而踰屋披頭大叫診左關脉沉鬱而右關脉大無力人以爲陽明胃火之盛也誰知是陽明胃土之衰而肝氣之鬱乎夫陽明火盛必由於心火之大旺也火既旺於心而火必盛於胃是火生於土也火若衰於心而火獨旺於胃是土敗於火也火生

土而胃安土敗火而胃變肝氣鬱而土衰其形有似於真火之盛而中已無根將欲土崩瓦解之勢矣夫狂症皆是實熱而此症爲虛熱而非實熱孰肯信之不知臟腑實熱可以涼折而虛熱必須溫引然而陽明胃經之虛熱又不可全用溫引也於溫中而佐之微寒之品實治法之善者蓋陽明虛熱乃內傷而非外感也因憤懣而生熱者乃氣之鬱也氣鬱生熱不同於邪入而生熱者也以邪熱爲實熱而正熱爲虛熱耳方用平肝解熱湯人參二錢黃芪蜜炙三錢麥門冬三錢白芍藥三錢甘草一錢黃芩一錢白茯苓二錢棗仁三錢天花粉二錢軟柴胡一錢

頁玉

青皮五分炒黑梔子一錢香附製二錢鮮竹瀝一合薑汁一滴水煎沖服二劑而狂輕四劑而狂定服一月而安然熟臥矣此方變竹葉石糕湯以治陽明之虛熱也故益甘溫之品以退大熱後佐甘寒之味以清陽明之火相順而不逆轉能健土於火宅之中消烟於餘氣之內土旣有根火亦自息何狂之不去乎倘以爲實熱而用白虎湯去生自遠矣又方用舒憤退熱湯亦効白芍藥五錢白朮炒焦三錢當歸身三錢白茯神二錢柴胡一錢麥門冬三錢炒黑梔子二錢川貝母研二錢甘草一錢水煎服四劑狂定多服全愈

有人忽饑過勞忽然發狂披髮裸形罔知羞惡右關脉洪大而無力人以為失心之病也誰知是傷胃而動火乎夫胃屬陽明若陽明之火動多一發而不可止世人皆謂胃火宜瀉而不宜補然而胃實可瀉而胃虛不可瀉也經云二陽之病發心脾二陽者正言陽明胃也胃為水穀之海最能容物物入胃而消胃亦得物而養物養胃而火静胃失物而火動矣及至火動而胃土將崩必求救於心脾心見胃火之沸騰而心神有飛越之遊自然擾亂不寧脾見胃火之焚燒而脾氣有震鄰之恐亦紛紜而無定失其歸依安得而不發狂哉治法不必安心之神奠脾之

意也仍救其胃氣之衰而狂自可定也然而欲救胃氣之衰而不少殺胃火則胃氣亦必受火之害耳方用救焚寧胃湯人參三錢金釵石斛五錢玄參五錢懷山藥三錢百合三錢廣陳皮一錢神麯炒一錢竹瀝一合水煎沖服一劑狂定再劑狂止四劑全愈此方用人參以救胃土即兼用玄參石斛以清胃火又益之羣藥以調停於心肺脾肝腎之間則五臟相生胃氣易轉而心脾之神氣亦安又寧有擾亂紛紜之患乎此狂之所以易定耳又方用清熱生胃湯亦効人參二錢白术炒三錢生地黃五錢知母一錢天花粉二錢麥門冬三錢牡丹皮二錢廣橘紅

一錢神麯炒一錢黃芩二錢竹茹二錢水煎服二劑狂定再二劑全愈

有人終日不言不語不飲不食忽笑忽歌忽愁忽哭與之美饌則不受與之糞穢則不辭與之衣不服與之草木之葉則反喜人以爲此呆病不必治也然而呆病之成必有其因大約其始也起於肝氣之鬱其終也由於脾胃之氣衰今右關脉太而無力肝脉沉滯而不盛脉大而無力者爲內傷中氣之不足也關脉沉滯而不盛者爲鬱滯傷肝榮血被損肝氣既鬱木必尅土而痰不能化痰既不化於是痰積於胸中盤據於心竅使神明不

清而成呆病矣治法開鬱逐痰健土通竅則心地光明呆景盡散也方用洗心通竅丹人參五錢白茯神五錢半夏製三錢廣陳皮二錢神麯炒二錢甘草一錢川附子製一錢石菖蒲二錢生棗仁五錢真川鬱金二錢柴胡一錢鮮竹瀝一合薑汁一滴水煎半碗冲入灌之必熟睡聽其自醒切不可驚醒反至難愈也此等病似乎有祟憑之然而實無祟也即或有祟可以補正則邪自退蓋邪氣之實亦因正氣之虛而入之也此方補其正氣而絕不去祛邪故能一劑而奏効再劑而全愈或謂此病既是正虛止宜補正不必祛邪何以方中用半夏柴胡乎不知正

虛必然生痰而更生鬱不袪痰不開鬱則正氣難補故重以補正而兼以攻痰解鬱開竅之藥使其直入心宮以掃蕩安得不消滅邪亂之氣於無踪哉又方用存神丹亦妙人參五錢白茯神五錢生棗仁五錢廣木香一錢天南星製二錢荆芥一錢甘草一錢高良薑一錢川附子製一錢廣橘紅二錢石菖蒲二錢遠志肉二錢水煎好濾清入竹瀝一合薑汁一滴灌之聽其自睡醒來前症如失

有人呆病終日閉户獨居口中喃喃不解將自己衣服用針線密縫與之飲食時用時不用嘗數日不食而不呼飢見炭最喜食

之脉甚沉虛獨胃脉不甚沉而有力人以為必死之症也夫呆病而至於喜糞尚為可救豈呆病食炭反忍棄之而不救乎蓋喜糞乃胃氣之衰而食炭乃肝氣之燥凡飲食之類必入於胃而後化為糟粕是糞乃糟粕之餘也糟粕宜為胃之所不喜何以呆病而轉喜之乎不知胃病則氣降而不升於是不喜升而反喜降糟粕正胃中所降之物也見糞而喜者喜其同類之物也然而呆病見糞則喜未嘗見糞則食也若至於食糞則不可治矣於其胃氣太降於至極耳夫炭乃木之燼也呆病成於鬱鬱病必傷肝木肝木火焚以傷心則木為心火所焚肝中之血

盡燥而木爲焦枯之木矣見炭而喜食者喜其同類而食之思救其肝木之燥耳然而可生之機全在食炭夫炭本無滋味今食之而如飴諸脉雖虛惟胃脉稍寔是胃氣尚未至於絶也當即益其中土而祛其痰涎開其竅門則呆病可愈也方用轉呆益慧丹人參五錢白芍藥切厚片二兩當歸五錢半夏製五錢柴胡一錢生棗仁五錢川附子製一錢石菖蒲五錢六神麯炒二錢白茯神塊五錢遠志肉二錢天花粉三錢栢子仁五錢水十碗煎一碗濾清入鮮竹瀝一合薑汁一滴冲藥中使有力而強者抱住其身另用二人執拿其兩手以一人托住其下頷一

人將羊角去尖插其口灌之倘不肯服不妨以杖擊之使動怒氣而後灌之服後必然罵詈少頃必倦而臥聽其自醒切不可驚動待其自醒則全愈否則止可半愈也比方大補其心肝之氣血加之祛痰開竅之藥則肝中枯渴得滋潤而自甦心内寡弱得補助而自旺於是心氣既清肝氣能運力可祛逐痰涎隨十二經絡而盡通之何呆病之不可愈哉倘或驚之使醒則氣血不能盡通而經絡不能盡轉所以止可半愈也然能再服此湯亦未有不全愈者矣又方用甦心生慧丹亦妙白芍藥一兩當歸一兩人參五錢白茯神五錢半夏製三錢炒黑梔子二錢

柴胡二錢製附子一錢生棗仁五錢吳茱萸五分川黃連一錢石菖蒲三錢丹參五錢水煎灌之聽其睡不必驚動待其自醒則全愈矣

有人一時而成呆病者全不起於憂鬱其狀悉與呆病無異診陽明胃脉滑多斷續心脉滑且甚數人以爲有祟憑之也誰知是起居失節胃氣受傷心火過旺而生痰以迷之乎夫胃屬土喜火之生者也然而火生土而亦能害土火不來生則土無生氣火過來生則土有死氣矣雖然土中之正火本生土者也如何生土反能害土豈火爲外來之邪火而非内存之正火乎孰知

邪火固能害土而正火未嘗不害土也得氤氳之正火而且能養則火必生土以消化得猛烈之正火而不能養則火且害土以成痰痰火相結迷其清虛之竅輕則成呆而重則發厥矣今起居失節則胃中勞傷不生氣而生痰一時成呆者乃痰迷於心脘之下尚未直入於心包之中也倘入心包則人且立亡矣治法宜生其胃氣而兼清心中之火烈再佐之消痰之品則痰迷可開不必治其呆也方用啟心救胃湯人參五錢白茯苓五錢白芥子二錢石菖蒲二錢神麯炒二錢製半夏二錢南星製二錢川黃連一錢甘草一錢枳殼五分燈心五分水煎濾清入

竹瀝一兩沖服稍加薑汁一劑而痰解再劑而神清三劑而呆病如失此方全去救心正所以救胃也蓋胃為心之子心氣既清而胃氣安有不清者乎設作呆病治之必用附子斬關直入則火以助火有頃刻發狂而死矣總之呆病成於歲月之久而不成於旦夕之暫今一時而成呆者非真呆病也故久病宜於火中補胃以消痰而猝病宜於寒中補胃以消痰至於從幼至長坐立默想不知人事乃天稟而然謂之真呆雖有神聖功巧之法亦不能啓其聰慧矣此又不可不講論也

呃症論

呃逆之病經名之噦今名之呃又名呃忒其所致之由有不一因痰因氣因火因寒之謂也皆由胃氣不和邪氣上升胃火與寒氣者極多痰與氣逆者兼有之丹溪曰呃病者氣逆也氣自臍下直沖上出於口而作聲其火炎上内經曰諸逆沖上皆屬於火此氣逆之火者明矣然亦有寒而發呃者何也内經曰穀入於胃胃氣上注於肺今有故寒氣與新穀氣俱還入於胃新故相亂真邪相攻氣并相逆復出於胃此呃逆由乎寒者又明矣亦有胃氣空虚之人或受寒涼之氣或傷生冷之物致陰寒

之氣不散滯於胃脘之間則氣道不能下降必反上升而爲呃也此成於寒者又明矣其呃朝寬而暮急連續不已或手足皆寒其脉沉遲者寒也因於熱者呃聲大響乍發乍止燥渴便難其脉洪數者火也其呃呼吸不利心下痞悸呃有痰聲其脉滑利者痰也其症脇肋作痛呃聲亦響氣逆而喘或胸中滿悶其脉沉伏者氣也因於虚者氣不接續四肢倦怠勉強運爲脾胃衰弱或七情致虚或精血耗散腎虚不能納氣歸元致相火妄動直冲而爲呃矣其病氣短呃大脉虚無力因於虚火而致呃者其氣從臍下逆上名曰陰火上冲因於病後而發呃者因胃

土有傷陰陽不和被木侮之陰虛火乘不得內守木挾相火直沖清道而爲呃也丹溪又謂上升之氣自肝而出中挾相火亦屬虛火之呃耳又有因汗吐下後元本空虛或悞服寒凉之藥及生冷之物而作呃者屬虛寒之病也又有因於飲食而致呃者由脾胃不能健運食阻其氣而不行故也至於吐利之後而發呃者此胃中虛膈上有熱呃至八九聲相連氣不能回及傷寒疫痢產後久病虛損或汗下後正氣大虧而致呃者最逆症耳大抵治呃之法看大便實而脉有力或洪數者當作火治若便軟而脉無力或遲緊者當作寒推氣口緊盛胸膈飽悶當作

食論下手脉沉鬱者當作氣因無病而暴呃者多實病久而發呃者多虛前後不利者多實清便自調者多虛受寒而呃者必喜熱因火而呃者必喜寒至於用藥宜以調氣爲主香燥佐之雖用寒藥不過所使而已且脾喜温而惡寒喜燥而惡濕脾得温而易散胃得熱則易行又不可偏於火治而重用寒涼致令氣滯而不散熱鬱而不舒以成天地不交之否其呃致死而不救者多矣

呃症辨案

有人忽然呃逆不止右手三脉皆緩而弱人以爲寒氣相感而得

誰知是氣虛而不順寒滯而不行矣然氣之所以不順乃氣之不足也氣不足則寒滯於中州而不散蓋丹田之氣足則氣守於下焦而氣順丹田之氣不足則氣奔於上焦而氣逆然而呃逆雖非風癆鼓膈之大症若治之不得法往往有變成危症而不可救者正徒散其寒而不補其正氣故也治法宜大補其丹田之氣而少佐以祛寒之藥則氣旺而可以接續寒去而真氣足以下降故不必止呃逆而呃逆遂自止也方用丁沉止呃湯人參二錢於白朮炒焦三錢丁香五分廣陳皮八分茯苓三錢沉香鎊研末八分牛膝一錢急流水煎服一劑而呃逆止不必

二劑也參苓白朮純是補氣回陽之藥丁香煖胃祛寒沉香順氣牛膝下降引補劑同歸於丹田氣海以止其逆所以一劑而呃聲不聞矣又方用加味六君子湯亦妙人參一錢白朮炒焦二錢半夏製一錢蘇梗五分白茯苓二錢廣陳皮八分甘草炙五分丁香三分煨薑三片急流水煎服一劑卽止呃去蘇梗丁香調理再不呃矣

有人痰氣不清一時作呃逆之聲呼吸欠利胸膈痞悸脉滑而斷續人以爲火逆作祟也夫火逆之呃者呃聲大響口必燥渴脉必洪數大便結實此爲火也今無此種形狀而一時發呃逆仍

是痰氣之故而非火邪之祟也夫痰在胃口而呃逆之氣在丹田何以能致此耶蓋丹田之氣欲升而痰結胸中以阻之於是氣不能升降血不能流通故呼吸欠利脉皆斷續也此種呃逆看脉似重其實較虛呃者甚輕治法卽消其痰而降其氣則呃逆自除矣方用二陳湯加味治之半夏製二錢廣陳皮一錢人參五分甘草五分厚朴炒一錢茯苓三錢生薑三片水煎服一劑呃止再劑痰盡除而病愈脉亦不斷續也二陳湯爲治痰之妙劑少加入人參厚朴於補氣之中而行降氣之藥自能祛痰於上焦達氣於下焦也又方用六君子湯加厚朴少許水煎服

更神

有人口渴飲水忽然呃逆右關脉微數無力人以爲水寒之故若水寒之呃口必不渴膓胃滿悶腹甚脹脉甚遲緩者也今則不然仍是火氣之呃逆也人若胃火太盛必大渴呼水矣今但渴而不大飲水者乃胃火微旺而胃氣猶虚也故飲水雖快而多則不能分消火亦上冲故氣升而不降矣治法宜補其胃中之土兼降其胃中之火則中氣自安而胃火自息呃逆亦止矣方用平呃散玄參二錢川石斛三錢白术炒二錢人參二錢茯苓三錢甘菊花二錢麥門冬三錢甘草五分水煎服一劑即平再

劑全愈此方降胃火而又不耗胃氣所以奏功實神倘以爲胃火之盛而輕用石膏雖亦能取勝而終於胃土有傷呃逆雖止而他病又生矣不若此方之和平而且神也又方用兩宜除呃湯亦妙人參二錢白茯苓三錢白朮炒二錢甘草一錢澤瀉一錢川黃連一錢肉桂三分廣陳皮一錢天花粉一錢牛膝一錢水煎服二劑全愈

有人氣惱之後肝又血燥肺又氣熱一時呃逆不止足厥陰脉沉鬱氣口脉微數人以爲火動之故也誰知亦是氣逆而不舒乎蓋肝性最急一拂其意則肝氣鬱鬱甚則氣不舒必下尅脾土

然而脾土畏木之尅則土氣閉閉則腰臍之間不通氣乃上奔而作呃逆矣倘用瀉火散氣之藥則呃逆更甚必須用解鬱之劑而佐以消痰潤肺之味始爲治之善法再方用解鬱止呃丹白茯神三錢白芍藥三錢白芥子一錢北沙參三錢白朮炒焦二錢麥門冬三錢當歸二錢蘇子炒一錢沉香鎊研細末八分香附童便浸炒二錢水煎服一劑而呃逆即止再劑鬱痰盡除也此方爲解鬱之神丹不特治呃逆已也用白朮以利腰臍之氣用香附沉香當歸白芍以舒膽之氣用北沙參麥門冬蘇子以潤肺金之氣用茯神以通心與膀胱之氣白芥子以宣膜膈

之氣是一身上下之氣盡行流通又何慮呃逆之氣難降哉又方用滋金制呃丹亦妙白朮炒焦二錢麥門冬三錢花粉二錢川貝母二錢白芍藥三錢當歸二錢香附四製二錢真川鬱金一錢白茯苓三錢廣橘紅一錢陳佛手五分水煎服愈

有人呃逆時作時止氣分之脉極虛芻人以爲氣滯之故誰知是氣虛而呃也夫氣旺則氣順而下達蓋氣虛則氣逆而上奔此五行之道也凡逆之至者亦虛之至耳惟是氣虛之呃逆不必痰呃與火呃也補其氣之虛而呃逆自止倘不知補氣而惟從事於消痰降火則輕必變重而重必危殆況痰火之呃亦虛而

致不惟寒呃之成於虛也方用六君子湯治之人參二錢白朮炒三錢茯苓三錢廣皮一錢甘草炙三分製半夏一錢柿蒂三枚煨薑三片水煎連服三劑而呃逆自除此方乃治胃氣之聖藥胃氣弱而諸氣皆弱胃氣旺而諸氣皆旺且胃又多氣之腑也諸氣之逆皆從胃始諸氣之順何獨不由胃始也故補胃氣正所以補諸氣也胃氣既旺加以柿蒂之能轉呃自然氣轉於須臾而呃逆頓止矣如病後胃寒勝者加肉桂五分丁香五分最神

壽命森寶

五　壽

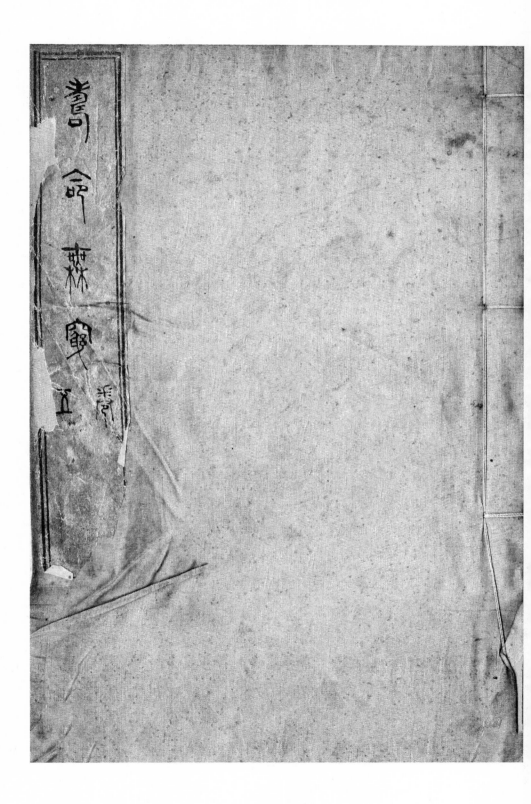

壽命無窮卷之五

噎膈翻胃論

内經曰三陽並結謂之膈小腸熱結則小便不通而爲癃閉故血脉燥大腸熱結則不能登圊膀胱熱結則津液涸而不能通三陽既結則前後閉塞下既不通必反上行所以噎食不下從食而復出者謂之翻胃一名曰反胃未有不先因噎膈而始此皆陽火上行因肺金不得清化之令腎水不能滋津液之源致使真液陰血有虧腸胃失其傳化而然也丹溪曰夫噎病生於

血乾夫血者陰也陰主静陰足則静而三陽之火不動則金水二氣有養則陰血自生腸胃津液自潤傳化合宜何噎之有靈樞云怒氣所至食則氣逆而不下勞氣所至爲咽噎病爲喘促思氣所至爲中痞三焦閉塞爲咽嗌不利喜怒不常七情傷於内外過厚味傷其中或性急多怒相火炎上以致津液不行自氣成鬱自鬱成痰痰挾瘀血遂成此病漸爲痞爲痛爲呑酸爲嘈雜爲氣升而不降飲食不下血氣滯於咽嗌五氣結於胸膈者爲五噎氣憂勞食思是也氣噎者心悸上下不通噫噦不徹胸脇痛苦此氣不能舒而成噎也憂噎者心下悸動手足厥冷

正氣厥逆不能通徹此積憂而成噎也勞噎者苦氣膈脇下支滿胸中填塞令手足逆冷不能自溫此勞傷氣血而成噎也食噎者食無多少胸中苦塞常痛不得喘息此飲食不節內傷脾胃而成噎也思噎者心悸動善忘目視慌慌憂恚嗔怒寒氣上攻胸脇此思慮太過而成噎也然又當分上中下三焦之噎上焦之噎者胃熱脾傷血液俱耗咽喉窒塞食不能下或食下胃口當心而痛須臾吐出因胃脘乾槁名賁門此上焦之噎膈也中焦之噎者飲食可下食已脹滿惡心欲吐良久復出所出完穀不化其槁在出門此中焦之噎膈也下焦之噎者朝食暮吐

暮食朝吐中氣閉塞肌肉消瘦小便赤大便若羊屎其槁在闌門此下焦之噎膈也東垣云吐有三症氣積寒也上焦吐者從氣中焦吐者從積下焦吐者從寒蓋究其源在於氣弱血枯之人氣弱則運化艱難血枯則道路閉澁而不通故心生血腎生水而又能生氣任脉爲陰之母枯則精涸而任脉不潤矣任脉循咽嗌注胸中行胃之三脘一直而下腎虚則丹田之水涸而清氣不升邪火上行故中焦泛潤下之力脾雖思味而愛食因升降不前而成噎矣然治者當分氣虚血虚或痰或熱而施如氣虚者脉無力而緩血虚者脉無力而芤氣血俱虚者兩手脉

皆衰弱甚至口吐涎沫氣鬱者脉必沉細血瘀者脉必遲濇有熱者脉必洪數有痰者脉必滑數此言其脉之大槩也凡治噎膈之症當以生津補血爲主順氣解鬱調之故經曰噎膈多生於血翻胃皆生於脾弱必須清氣健脾行痞塞以轉添助陰抑陽全化育以和中宜補北方之水使水生火降津液流通而噎膈自可矣或有老人虛人因元氣不能榮運食欲嚥下正氣逆上膈塞難過者此屬元本虛弱不在其例故表而出之

噎膈翻胃辨案

有人飲食入胃而即吐者此肝木尅胃土也用逍遥散加吳茱萸

炒黃連治之隨手而愈無如人以爲胃病也雜用香燥消導之劑亂投反傷胃氣愈增其吐又改用下藥不應復改用寒涼之味以降其火不獨胃傷而脾亦傷矣又改用辛熱之藥以救其寒又不應始悟用和解開鬱散邪之味然而脾胃肝腎之氣今已大傷脉甚虛濇然已成噎膈之症矣夫胃爲腎之關門腎中有水可以生木又足以供給胃中之用則咽喉之間無非津液可以推送水穀腎水不足力不能潤灌於胃中又何能分濟於咽喉乎咽喉水涸成爲陸地舟膠不前勢所必至且腎水不足不能下注於大腸則大腸無津以相養久必瘦小而至艱澁腸

既細小艱澁飲食入胃何能推送下既不行必返上汎不特上不能容而吐抑亦下不能受而亦吐也治法必須大補其腎中之水又宜兼補其肝中之血則噎膈可開而翻胃可治矣方用濟艱催輓湯原熟地黃一兩山茱萸肉五錢當歸一兩懷牛膝三錢玄參二錢車前子一錢白芍藥五錢乳酥五錢水煎服一日一劑十劑必大順行而不上吐也此方純補精血以養肝陰肝得所養則不尅土而胃中有津大腸有液自然上下相通而無阻滯之患譬如河漕水淺舟楫不通糧糈不能輸運軍民莫不徬徨而喧嘩擾嚷忽見大雨滂沱河渠溝壑無非汪洋大水

則大舸巨舶得以裝載糗糧自然人情踴躍閘門大開聽其轉輸而無所留難也轉輸既速何飲食入胃而即上吐哉又方用加味四物湯亦妙原生地黃一兩當歸一兩白芍藥炒一兩川芎二錢吳茱萸五分川黃連一錢懷牛膝三錢松子仁研五錢水煎服

有人朝食暮吐或暮食朝吐或食之一日至三日而盡情吐出者脉虛甚而濇人以爲腎虛之病也然而腎虛之病又宜分別一食入而即吐一食久而始吐也食入而即出者是腎中之無水食久而始出者乃腎中之無火也蓋脾胃之土必得命門之火

以相生而後土中有溫熱之氣始能發生以消化飲食倘土冷水寒結成氷凍則下流壅積必返而上越矣然脾胃之土必得腎中真水以相養而後土中無亢熱之害始能滋潤以傳送飲食倘土亢水虧腸胃枯涸則下流閉澁必返而上吐矣治法宜急補腎中之火然而單補其火則又不可腎火非腎水不生腎火離水則火又亢熖矣況上無飲食之相濟則所存腎水亦正虧竭補火而不大補其水勢必焚燒竭澤而成焦枯之體故補火又宜濟之以水毋論火得水而益潤水得火而易溉水火既濟自然上下流通津液自能灌溉何至有翻胃而成朝暮之病

哉方用水火生土湯肉桂二錢附子製一錢原熟地黃砂仁末拌炒鬆二兩山茱萸肉一兩懷牛膝五錢水煎服一劑而吐減半再劑而吐更減連服八劑則吐止更加當歸身五錢柏子仁研五錢再服十劑全愈此方水火兩旺脾胃得火氣而無寒涼之滞得水潤而無乾澁之苦自然上可滋肺金而不阻膈於咽喉中可潤任脉而受飲食於胃脘下可温臍關而不結滞於腸腹矣或謂下寒者多腹痛翻胃既是腎寒正下寒之謂也宜小腹作痛矣何以食久而吐之病絶不見腹痛豈腎寒非歟不知寒氣結於下焦則腹必疼痛今翻胃之病日日上吐則飲食盡

從口而散腎氣雖寒而下焦未結故無腹痛又何疑乎又方用補腎生土湯亦効原熟地黄砂仁末拌炒鬆一兩山茱萸五錢肉桂二錢肉蓯蓉漂淡五錢巴戟天三錢破故紙炒三錢水煎服又方用八味湯加牛膝更妙原熟地黄破故紙同炒鬆去故紙一兩山茱萸五錢懐山藥五錢牡丹皮三錢建澤瀉三錢白茯苓二錢懐牛膝三錢肉桂二錢川附子製淡乾者二錢河水煎多服取愈

有人時而吐時而不吐吐則盡情吐出關脉俱沉濇吐極脉得歇至此症初未嘗是反胃久則成翻胃也此種之病婦人居多蓋

因婦女之氣怒不能發泄欝而成之也夫欝怒不解必傷其肝木之氣肝傷木即下尅脾胃之土肝性最急其尅土之性亦未有不急者其所尅之勢胃土苦不能受於是上越而吐或不順其意則怒更轉增於是挾其欝結之氣捲土齊來盡祛而出故吐之不盡不止其有時而不吐者因木氣之少平耳治法不必止吐而惟在平肝解欝肝平則木氣能舒欝解則脾胃自健氣旺而飲食可以轉輸於大腸也方用平肝逍遥散柴胡一錢白芍藥五錢白茯神三錢白朮一錢當歸三錢廣陳八分甘草三分真川欝金一錢水煎服一劑而吐少止再劑而吐更止再劑

而吐全愈愈後仍以濟艱催輓湯減半分兩調理則氣血可復也蓋逍遙散平肝解鬱之後其木枯渴可知隨用濟陰潤燥以急補其水則木得滋澤以相養自然枝葉敷榮矣何至沸鬱其性而漸成翻胃之不止哉又方用平肝全胃湯亦効白芍藥炒五錢白茯苓三錢白朮二錢新會陳皮一錢柴胡一錢神麴炒一錢白荳蔻仁三分香附四製二錢水煎服一劑吐少止三劑吐全止調理仍用濟陰之劑可也

有人胃中嘈雜腹內微疼痰涎上湧而嘔吐口苦日以爲常兩關脉弦浮無力或動或數人以爲反胃之病也誰知是有蟲作祟

而嘔吐也夫人有水濕之氣留注於脾胃之間而肝木又來尅
脾胃之土則土虛而生火此火乃肝木之相火非土中之正火
也土得正火而消穀化食土得相火因濕而生蟲蟲得肝木之
氣其性最急喜動而不喜靜饑則微動而覓食飽則大動而跳
梁挾水穀之物興波鼓浪而上吐矣然但吐水穀而不吐蟲者
何故蓋肝木之相火而生蟲最靈畏金氣之尅居土則安入金
則死故但在胃而翻騰不敢越胃而遊樂祛水穀之出胃而彼
且掉頭而返恐出於胃爲肺金之氣所殺也治法必用殺蟲之
藥佐以瀉肝之味然而瀉肝殺蟲之藥未免過於寒涼尅削肝

未必遽瀉而脾胃先已受傷而蟲亦未能盡殺必須於補脾健胃之中而行其斬殺之術則地方寧謐而盜賊難以盤踞庶幾可盡戮無遺常靜而不再動也方用健土殺蟲散人參三錢白茯苓五錢白芍藥酒炒五錢黑梔子二錢白薇二錢白朮炒焦三錢水煎半碗加入黑驢溺半碗和均饑服一劑而吐止不必再劑而蟲盡死矣夫驢溺何以能殺蟲而止吐也驢性屬金蟲性畏金故取而用之方中有单用此味而亦効者然而僅能殺蟲而不能健土土弱而肝木仍尅已生之蟲雖死於頃刻而未生之蟲不能保其不再生也健土殺蟲散補脾胃以扶土即瀉

肝以平木使木氣既平不來尅土且土旺而正火既足則木中之相火無從而犯水濕之邪又分利於膀胱而蟲又何從而生乎況方中梔子白薇原是清火殺蟲之藥同驢溺用之尤能殺蟲於無形此拔本塞原之道不同於单味偏師取勝於一時者也又方用鋤種湯亦効檳榔一錢厚朴炒一錢黑山梔二錢百部一錢白术炒二錢白茯苓五錢白芍藥酒炒五錢史君子肉三錢童子練樹根五錢水煎饑服一劑而蟲盡下也再用四君子湯加白芍當歸調理全愈

有人食後必吐出數口却不盡出膈上時作聲面色如平人左闌

脉沉濇右關脉滑大時或歇至人以爲脾胃中之氣膈也誰知是膈上有痰血相結而不散乎夫膈在胃之上與肝相連凡遇怒氣則此處必痛以血之不行也血不行則停積而血成死血矣死血存於膈上必有碍於氣道而難於升降氣血阻住津液亦不能流行遂聚而成痰成飲與血相搏而不靜則氣動而成聲又加飲食而相犯勢必愈動而難安故必吐而少快也至食已入胃胃原無病邪自干也寧肯茹而復吐乎此所以既吐而又不盡出耳然則治法但去膈上之痰血而吐病不治而自愈也方用瓜蒂散加味吐之瓜蒂七枚萊菔子炒三錢韭菜汁一

合半夏製三錢天花粉三錢生甘草三錢枳殼一錢人參一錢生薑三片藕節碎五枚水煎服一劑即大吐去痰血而愈不必再進此方也因大吐之後氣血一時未復隨用加味六君子湯調理無再吐之患也人參一錢白朮土炒焦去土二錢白茯苓三錢粉甘草炙一錢新會陳皮八分半夏製一錢當歸身二錢懷山藥二錢原熟地黃砂仁末拌炒鬆三錢南棗三枚生薑三片水煎服十劑而氣血自復矣前方用瓜蒂散原是吐藥得萊菔子枳殼以消食得半夏天花粉以蕩痰得韭菜汁藕節以逐凝滯之死血誠恐過於祛除未免因吐而傷氣又加入人參甘

草以調和之使胃氣無損則積滯易掃何至食後而吐數口哉此非反胃因其食後輙吐有似於反胃故同反胃而共論之也

又方用清膈除痰湯天花粉二錢桑白皮二錢生地黃五錢白芍藥酒拌炒五錢紅花三錢當歸尾三錢桃仁研二錢杏仁研二錢枳殼五分甘草一錢半夏製二錢紫苑一錢藕汁半盞水煎好濾去渣入童便半盞鮮竹瀝一合通薑汁一小茶匙同和均服一劑痰飲與死血盡從下走而消化矣

腫脹論

經云太陰所致爲中滿太陰者脾也脾其坤靜之德而有乾健之運故氣健則升降不失其度氣弱則稽滯而不運爲滿爲脹之端也素問曰脹者焉生何因而有岐伯曰衛氣之在身也常然並脉循分肉行有逆順陰陽相隨乃得天和五臟更始四時循序五穀乃化然後厥氣在下榮衛留止寒氣逆上眞邪相攻兩氣相搏乃合爲脹也丹溪曰七情内傷六淫外感飲食不節房勞致虛脾土之陰受傷轉輸之官失職胃雖受穀脾氣不能運化故陰陽不交於是清濁相混氣化濁液鬱過生熱熱留於

中濕阻於内濕熱相生遂成脹滿經亦曰臌脹是也以其外雖堅滿中空無物似鼓之形其病膠固難以治療又云陰陽愆伏榮衛凝滯三焦不能宣行脾胃不能傳布脹滿之所由生也曰臌脹曰水脹曰氣脹曰血脹曰蠱脹謂之五臌又有氣虚血虚之分朝寛暮急者爲血虚暮寛朝急者爲氣虚朝暮俱急者氣血俱虚也氣臌者腹上青筋起氣喘潮熱四肢瘦削脇肋脹滿俯仰不利眼胞上下微腫咳嗽怔忡其體清冷小便黄赤而澁皮薄而光者氣腫也血臌者肌膚間有紅縷赤痕朝寛暮脹日晡發熱煩躁漱水迷忘驚狂痛悶喘急虚汗厥逆小便多大便

黑色精血有虧脾腎怯弱名曰血脹也又有瘀畜死血而腹脹者肌膚上見青紫筋小水反利脉芤而濇生於婦人居多嗽脹者失肌傷飽痞悶停酸止能早食不能暮食其脉沉堅而滑大病名穀脹也蟲脹者其人身形肥盛或嗜肥甘濕熱生蟲或受山嵐瘴氣或感蟲蛇蠱毒之氣遂使大腹時痛按之有形肚見青紅之紋唇有白點而仍帶紅色其脉滑數有時脉動喉有小瘍耳有膿瘡矣治宜利其腸胃去其惡積則蠱症可除矣然有五臟六腑之脹又當明之經曰心脹者煩心短氣卧不安肺脹者虛滿而喘欬肝脹者脇下滿而痛引小腹脾脹者善噦四肢

煩悗體重不能勝衣卧不安腎脹者腹滿引背央央然腰髀痛胃脹者腹滿胃脘痛鼻聞焦臭妨於食大便難大腸脹者腸鳴而痛濯濯冬日重感於寒則飧泄不化小腸脹者少腹䐜脹引腰而痛膀胱脹者少腹滿而氣癃三焦脹者氣滿於皮膚中輕輕然而不堅膽脹者脇下痛脹口中苦善太息也又有黃腫之病腹中不脹皮肉色黃四肢懈惰懶於作爲小便短大便溏而頻食不能生力此屬脾氣之虛而爲黃腫非臟脹論也又有面忽腫者蓋面爲諸陽之首陽聚於面故能耐寒冷皆由陽之不聚氣之不行停滯上焦壅塞而爲腫此屬於氣虛也又有早則

面甚晚則足甚經曰面腫爲風脚腫爲濕此乃風濕之所致也又有四肢甚腫蓋四肢者脾之脉絡也脾有所鬱則氣血不調故見於手足腫也大率滯於血者則腫痛難移滯於氣者則俯仰不利亦屬於脾土也又有足腫者謂腿足作腫也如濕熱太盛而成腫者其色必紅如脾虛不足而作腫者其色必白如脾虛氣滯而濕不利者腫久必水出又有病久而脹腫者其腫下連腿足如脾腫可治肉腫難痊又有久卧而作腫者此氣之不行而脾倦也久立而作腫者脾氣之衰有降而不升也又有便腫者男子小便作腫婦人陰户是也皆由肝氣不和腎氣之不

泄也又有囊腫者陰囊作腫也皆由濕聚於脾着於陰囊而作腫也又有子腫者睪丸腫大此因肝氣之不和也眼胞上下作腫者此因脾氣空虛心事不樂怒不能發越或朝夕致卧故令眼胞作腫也兒腫者婦人孕子之時身面手足作腫此因脾虛氣滯而作腫也宜以安胎健脾其腫自消大抵治臓之法宜補脾土當養肺金以制肝木使脾無賊邪之患滋腎水以制火使肺得清化之令却鹽味以防助邪斷妄想以保母氣庶幾可痊也又不可喜行利藥少得一時之快真氣受傷去死不遠俗爲氣無補法以其痞塞脹滿似難以補不思正氣虛而不運化邪

氣着而成病經又曰氣虛不補何由以行所以健脾爲主蓋脾健則氣統而無滯脾弱則氣滯而不行故爲腫矣經曰諸濕腫滿皆屬脾土又云諸腹脹大皆屬於濕故水腫者皆濕熱之相兼也古云人籍水穀以有生穀賴脾土以運化若脾土虛弱不能制水故傳化失常邪水泛溢反得以漬侵脾土於是三焦不運經絡壅塞滲入皮膚注於肌肉而爲水腫之病手按之多冷重按多凹病久所按之處青紅陷下肌肉如腐水漬於腸胃溢於皮膚漉漉有聲怔忡喘急射於肺則咳嗽氣急逆於脾則痰涎不利或水腫甚皮肉出水起泡濕爛按之成窟隨手而起者

水腫也按之傾時而起者氣腫也又名之曰单腹脹雙腹脹单腹脹者中空無物擊之有聲其形如鼓肢體無恙獨脹於腹或喘急氣滿腫而不安此单腹脹也病成於内傷七情勞倦饑飽房室一有過傷日漸腫脹故其取効甚難四肢浮腫肚大身重此雙腹脹也病雖得之於外因然其治亦不易何也屬三陰之病故耳經曰三陽結謂之膈三陰結謂之水三陰者手太陰肺足太陰脾足少陰腎三臟也胃爲水穀之海水病莫不本之於胃乃以屬之脾肺腎者何故使足太陰脾足以轉輸水精於中手太陰肺足以通調水道於上足少陰腎足以司開闔於下惟

脾肺腎三臟之氣結而不行後乃胃中之水日蓄浸漬表裏無所不到也故水腫之名則一其分門各有不同也陽水者身熱消渴溲赤煩躁便閉脉數陰水者身冷不渴便清脉遲濕水者中有水氣面目腫大而無大熱身體反重而痠或惡風自汗骨節疼痛脉沉不渴續自汗出皮水者其脉亦浮外證附腫按之没指多不惡風其腹如皷裏水者其脉必沉遲外證自喘小便不利也石水者其脉必沉外證腹滿而不喘内經所謂陰陽結斜多陰少陽曰石水風水者其脉必浮骨節疼痛遍身惡風黄汗者其脉沉遲身體發熱胸滿四肢頭面腫久不愈必致癰膿

統而言之名曰水腫當以實脾爲主利水爲要又當兼理五臟而治且如心水之狀其身重而少氣不得卧煩而躁其陰腫夫肝水之狀其腹大不能自轉側脇下腹中痛時時津液微生小便續通肺水者其狀身腫小便難時時鴨溏脾水之狀其腹大四肢苦重津液不生但苦少氣小便難腎水之狀其腹大臍腫腰痛不得溺陰下濕如牛鼻上汗其足逆冷面色黄瘦大便反堅此五臟之大意也凡水腫先起於腹而後散於四肢可治先起於四肢而後歸於腹者難痊如大便溏瀉面黑如黴唇黑缺盆平肚大青筋背平掌中無紋脚腫無坑臍中凸起男從脚下

腫而上女從身上腫而下脉沉細小者皆不可治也唇黑則傷肝缺盆平則傷心臍凸則傷脾脚腫無坑則傷腎背平則傷肺此爲五臟之傷故不治也凡病此者法當從上從下之分仲景云諸有水者腰以下腫當利小便腰以上腫當發汗乃愈雖有上下分消之法又當推其重輕不可過用猛烈之劑蓋峻決者易固閉者難水氣復來將何以治之耶故消腫宜補中行濕療脹宜清氣健脾又宜辨其脉證而分治之如小便清白大便稀溏脉遲而微得熱則減者寒也宜温中健運以扶其胃經云胃中寒則脹滿是也若口乾便閉煩躁悶亂脉滑而數得熱轉甚

者熱也宜清氣調中分利水道經云諸腹脹大皆屬於熱是也若年高氣弱及素多勞傷或因病後氣衰而漸成脹滿脉弦而虛聲短色悴者此因脾衰氣弱不能運行使非速救根本則輕者重而重者危矣若兼寒者必宜補而宜溫庶克有濟也經云足太陰虛則臌脹是也如年壯力強素無損傷虛弱等證忽然脹滿脉來緊實者非外邪所薄即飲食留中邪則解之散之食則消之導之經云脾氣實則腹脹又云胃氣實則脹是也又有不善調攝而凡七情內傷房勞至虛飲食失節以致脾胃腎經受虧轉輸失職當以調理脾胃腎水或補養命門使火旺而土

亦旺也若氣道否塞難於純補則補養其中佐以快脾解鬱利氣使氣順而否塞自通也如水道不利濕氣不行亦宜健脾行濕佐以淡滲之味或助其膀胱腎氣此治法之大畧也

腫脹辨案

有人兩足附上先腫漸漸腫脹至腹手按之而如泥之可摶小便不利大便反結右關與命門之脉沉伏如絶之狀此由脾土之鬱而成水腫也人生脾胃之氣健旺則土能尅水而水自灌注於經絡兩不相碍也惟脾胃氣虛則土不能轉輸水精於上而胃中水積之氣不流於是浸淫於表裏皮毛而無所不到也然

而脾胃氣虛非脾胃之故也由於腎氣之虛則土無升騰之氣故土乃鬱而不伸力不能制水使水來相侮而脾胃之氣愈虛也夫腎司開闔腎氣從陽則開腎氣從陰則闔陽太盛則水道大開陰太盛則水道常閉内經曰三陰結謂之水三陰者腎與脾肺也陽爲腎中之火腎火旺則膀胱之氣化而脾肺自能轉輸水精而無凝結之患陰爲腎中之水腎中無火則腎水寒腎水寒則脾土亦寒脾土寒則肺金之氣亦寒此三陰之所以結而爲水也況水畏熱而不畏寒此寒土之所以難制水也然則治水腫之法烏可舍補腎中之火而他求畜水之土哉雖然水

勢滔天補火以生土迂緩而難以決排放水以全土利便而易於蓄泄故補腎中之火可治久病之水臌洩脾胃中之水實益初病之水脹也今下身脹而上身未脹正初起之病宜急洩其水而健運其土之爲得耳方用洩水至神湯大麥鬚一兩白茯苓一兩白朮炒焦一兩赤小荳二錢廣木香八分水煎服一劑而腹必雷鳴瀉水如注再劑而水盡泄無遺不必三劑也論理牽牛甘遂之方未嘗不可用但慮世人天稟日薄而脾胃肺腎之經多虛恐不勝藥力之過迅故改立此方於補中而瀉水正氣無傷而邪水盡出之爲妙方中白朮茯苓木香健脾胃之土

又能通脾胃之氣則土之鬱可解土鬱既解力足以制水況伏之脉自起矣方中重用大麥鬚能消無形之水赤小荳能瀉有形之濕合而相濟自能化水直出於膀胱由尾閭之間盡瀉而出也又方用冬瓜湯但恐春冬難覓濟之甚効冬瓜一箇切碎水二十碗煎湯十碗另用炒焦白朮三兩車前子五錢肉桂二錢白茯苓塊三兩將冬瓜湯煎二碗先用一碗少頃又用一碗其水從大小便而出一劑而腫脹全消重者再服一劑無不全消此爲神方也

有人水腫既久遍身手足俱脹面目亦浮腫口不渴而皮毛出水

手按其膚如泥寸口與關脉沉緊此水臌脹也乃土氣鬱塞之甚故耳夫土本尅水何爲反致水侮蓋土虚則崩土崩則淤泥帶水而流緩於是日積月累下焦阻滯而水乃上泛脾胃之中原能藏水然水過多則脾胃無可藏之地勢必散布於經絡皮膚矣迨至經絡皮膚亦非藏水之處其勢不得不流滲於皮膚之外泛濫於一身也若不用下奪之法何以瀉滔天之水哉方用決水湯車前子一兩白茯苓二兩王不留行五錢肉桂五分赤小荳三錢水煎服一劑而小便如注不絶二劑而腫脹盡消矣論理用雞屎醴逐水亦有神効然而雞屎醴逐水從大便而

出蓋此方逐水從小便而出也水從大便出者其勢逆水從小便出者其勢順逆則效速而氣傷順則效緩而氣固此方利小便而直達於膀胱也凡水必從膀胱之氣化而後由陰器以出土氣不宣則膀胱之口閉故用王不留行之迅藥以開其口加入肉桂引車前茯苓直入膀胱而利導之茯苓車前雖利水而不耗真氣然茯苓且是健土之藥水決而土又不崩此奪法之善者也至於臍突手掌無紋用此方尚可救援也惟是服此方瀉水而愈水犯之後脾胃之氣焉有不傷再用四君子湯加肉桂少許調理其中氣使中氣健運可免水侵之害矣然必須禁

用食鹽三月倘不能禁則又脹矣若復脹雖用前方亦無益也

又方用椎鴨冬瓜湯更妙青頭老椎鴨一隻除淨煮一日取汁二十碗再用冬瓜一箇洗淨連皮帶子切塊將鴨汁煮冬瓜汁十碗代水另用白朮炒焦三兩大車前子五錢肉桂二錢茯苓皮三兩煎二碗照前服更妙如春冬無冬瓜之時可用冬瓜皮八兩冬瓜子四兩煎汁亦可

有人氣喘作脹腹腫小便不利大便亦溏漸漸一身俱腫診得三陰脉沉細而虛人以為水臌之危病也不知乃肺脾腎三陰之虛而成水臌也夫水氣不能分消大都病在胃然胃之所以病

者正由於三經之虛耳胃為水穀之海凡水入於胃為歸盡五臟六腑之大源也但胃能容水而不能行水所恃脾之散水以行於肺肺之通水以入於膀胱腎之化水亦賴膀胱之氣健而出矣惟脾虛則不能散胃之水精於肺而病在中矣肺虛則不能通胃之水道於膀胱而病在上矣腎虛則不能司胃之關門時其輸泄而病在下矣三經既虛而胃中積水浸淫遂遍走於經絡皮膚而無所底止矣治法補其三經之氣而胃氣自旺胃氣旺則關門自能輸泄何慮腫脹之難盡消哉方用三陰消脹丹白朮炒焦三錢白茯苓一兩麥門冬炒鬆五錢原熟地黃砂

仁末拌炒鬆如炭五錢懷山藥塊炒一兩芡實五錢蘇子炒研一錢附子製五分砂仁末五分水煎服一劑而喘少定四劑而脹漸消十劑而小便利二十劑而一身之腫盡消也方中白朮茯苓以健脾而利水麥冬蘇子以益肺而輸泄熟地山藥之類以滋腎同附子又能氣化以膀胱則三經氣旺自然上中下各司乃職脾氣旺而不至健運之難輸肺氣旺而不至治節之不行腎氣旺而不至關門之不開關門既開水自流行何脹之有哉又方用百合消脹湯亦効白朮炒焦三錢芡實五錢白茯苓一兩懷山藥五錢肉桂一錢人參一錢紫河車焙乾研細末五

錢蘇子炒研一錢車前子三錢鮮白花百合一兩砂仁[illegible]五分

水煎服

有人腰重脚腫小便不利肚腹腫脹四肢浮腫喘急痰盛不可以卧診氣口與足太陰少陰脉緊盛人以爲脾虛之臌也誰知是肺腎俱虛而爲水脹也夫水症多是脾胃之虛茲何以肺腎之虛亦成水脹耶不知肺虛必盜脾胃之氣然腎虛亦不能生脾胃之氣二經既虛則脾胃之氣更虛所以土難生金而肺之氣化不行則腎之關門亦不開矣於是水不能消故泛濫一身也治法似宜補肺而兼補腎然而補肺又不若竟補腎之爲得蓋

肺雖生腎然止能生腎水而不能生腎火也脾胃必得腎火以相生水氣必得腎火以相化况補腎則金不必來生水是補水即所以補肺也補火即所以健土也方用金匱腎氣丸白茯苓十兩川附子製一兩懷牛膝三兩肉桂二兩原熟地黃砂仁末拌炒鬆四兩懷山藥六兩牡丹皮二兩建澤瀉四兩車前子三兩山茱萸肉二兩各爲細末煉白蜜爲丸每日早晚用白滾水各送下一兩服三日而小便利再服三日而腰輕服十日而上下之腫盡消服二十日而喘急痰盛無不盡除服一料完全愈再服一料可以不發也此方經後人改竄分兩以致治肺腎之

水脹多至不效因世人畏茯苓澤瀉之過於泄水耳不知水勢滔天既不用掃蕩之藥以決水乃畏利導之品而不用之以消水乎故必須多用茯苓爲君則水濕可泄之使從膀胱下出然而腎之關門不開非附子肉桂之壯火以驅陰則關門何以開水濕何以利乎關門既開尤恐水利不速故得茯苓澤瀉車前以分利而無滯又恐水過於利未免損傷陰氣得熟地山藥牛膝之陰以佐之則利中有補陽得陰而降則火無亢炎之虞土有升騰之益陰得陽而開則水無凍結之憂腎有輸化之能誠治水脹之神方補火土之妙藥也世人倘疑此方之偏而妄增

藥味或更改輕重斷不能收功也又方用温腎利水湯亦効人參三錢原熟地黄砂仁末拌炒鬆五錢懷山藥炒一兩山茱萸三錢白茯苓一兩肉桂二錢薏苡仁炒五錢車前子三錢菟絲子五錢水煎服

有人手足盡脹腹腫如臌面目亦浮皮膚流水手按之不如泥但陷下成孔手起而脹滿如故飲食知味大便不溏泄小便閉澁氣喘不能卧倒尺脉沉伏氣口脉浮數人以為水臌之症也而不知乃腎水之衰也真水足而邪水不敢横行真水衰而邪水乃致泛濫況真水一衰則虚火必盛虚火一動而三焦之火與

衝脉之火皆同羣助黨無不沖逆而上行矣火既上乘於肺而喘嗽不寧矣卧主腎腎氣既逆安得而卧耶人至不得卧亦因肺氣升而不降夜不得歸於腎子之家而腎中火盛肺母亦因腎子而受熱則清肅之令不行於膀胱於是水乃散聚於陰絡隨五臟六腑之虚者入而注之不走小腸而走手足皮膚以致毛竅出水也此動其虚邪之火與邪水之盛耳治法必須補腎之真水以制腎之邪火由宜補肺金之氣則清肅之令可行自能下輸膀胱而不走皮毛腠理矣方用六味地黄湯加麥冬五味治之原熟地黄炒鬆一兩山萸肉五錢懷山藥五錢白茯苓

一兩牡丹皮三錢建澤瀉五錢麥門冬五錢北五味一錢五分
水煎服二劑可臥四劑水如注八劑而一身之腫盡消二十劑
而諸症全愈愈後仍服補腎益肺之藥尤宜戒色慾一年禁鹽
味三月否則難愈而必復發也蓋此症原有腎火之上升故補
水而不必補火也惟是腎虚以致火動因是肺虚則水泛濫大
補其真水則火自靜兼益其肺金水自通調實有至理而非泛
然以論病也又方用健腎湯亦効原熟地黄炒鬆一兩白茯苓
一兩麥門冬五錢建蓮心五錢杜芡實五錢懷山藥五錢澤瀉
四錢車前子三錢水煎服

有人患单腹脹滿四肢手足不浮腫經數年不死關脉弦滑人以爲水臌之脹也誰知是腹内生蟲而成蠱脹也蓋水臌不能越兩年未有不皮膚流水而死者今經數年不死皮膚又不流水豈是水臌之症乃蟲結於血之中似臌而非臌也夫此症何因而得飲食之内或食生菜而有惡蟲之子入腹久而生蟲或食難化之物久變爲蟲血即裹之不化日積月累血塊漸大蟲生遂多所用食物止供蟲食即水穀入腹所化之血亦爲蟲之所食而不能灌注於各臟腑矣此等之症外形可驗有時腹痛唇紅而有白點腹上有青紅之紋喉生細瘡者是也然此病最忌

小便不利與胃口不健者難以醫療倘小便利而胃口未衰均可治之蓋小便利者腎氣能通於膀胱也胃口未衰者心氣能行於脾胃也二臟之氣有根可用殺蟲下血之藥而無恐以其本實未撥也方用逐穢消脹湯白朮炒焦一兩雷丸三錢白薇三錢甘草五分人參三錢大黃五錢當歸一兩牡丹皮三錢蘿蔔子炒五錢紅花三錢水煎服一劑腹內必作雷鳴少頃下惡物滿桶如血如膿或有頭無足之蟲或色紫色黑之狀又腹脹消去大半然而久遠之老蟲未能盡除必須再服一劑大瀉大下而惡物無留矣然後以人參一錢白茯苓五錢薏苡仁炒一

兩懷山藥塊炒一兩白芥子錢許廣陳皮五分白朮炒焦二錢水煎服調理月餘而安前方用攻於補之中雖不至大傷臟腑然大瀉大下畢竟元氣少損故纖盡之後即以參苓薏藥之類繼之則脾胃之氣堅固不至有復脹之禍也或問此等之病既非水臌初起之時何以知其是蟲臌與血臌也必辨之於面察之於脉庶不悞治耳凡面色澹黃之中而有紅點白點或紅紋者唇上亦有白點脉甚弦滑關脉動者是也更驗之於腹內又驗之於腹外再無遁情矣凡未飲食而作疼既飲食而不痛者手按而起不即滿腹見青紅之紋者是也苟面有紅點白點紅

紋與既飲食而不痛即可用前方減半分兩治之亦一劑而即瀉去也但下後毋論新久必須忌塩輕者一月重者三月苟若不忌必至再病則難治矣又方用雷椎驅逐丹亦効雷丸三錢當歸五錢白芍藥炒五錢紅花五錢白朮炒焦三錢厚朴炒二錢檳榔二錢枳實一錢甘草五分明雄黃研細冲入二錢水煎服一劑下惡穢也

有人上身先腫而下身亦腫久之一身盡腫氣喘嗽不得卧小腹如光亮之色命門與右關脉微遲而不甚滑人以為水臓已成也誰知是水臓之假症耳夫濕從下受未聞濕從上受者也凡

入脾土健旺必能散精於肺通調水道下輸膀胱水精四布五經並行何致水氣之上侵惟脾土既虛飲食不化精而化水水乃邪水而非真水也真水既無所生則腎中乾涸無非邪火之氣於是同衝任之火俱逆而上出於肺肺受煩冤為喘為嗽既喘且嗽身自難卧邪散於陰絡而成附腫故先上腫而後下腫也似乎治法亟宜治腎矣然而火盛由於水衰而水衰實先由於土衰也補土其可緩乎惟是既補脾以健土必至燥腎以旺火故補脾又必須補腎而補腎又必須補脾所貴二者之兼治也方用二天同補丹懐山藥五錢芡實五錢白茯苓五錢白术

炒焦五錢肉桂五分訶子一錢薏苡仁炒五錢鮮白花百合五錢建蓮心炒三錢水煎服二劑而喘嗽輕又四劑而喘嗽更輕又十劑而腫脹消喘嗽止再十劑全愈此方健脾補腎之藥也健其土而不虧夫水滋其腎而不損乎脾兩相分消而又兩相資益得利之功而無失利之失治水臟之假症實有鬼神不測之妙方也又方用散腫定喘湯亦効白朮炒焦五錢芡實五錢白茯苓一兩懷山藥塊炒五錢肉桂一錢車前子三錢杜蘇子炒研一錢鮮白花百合五錢水煎服四劑而喘嗽減半又四劑而喘嗽又減再十劑而喘嗽寧腫脹消其大半再十劑而腫脹

皆消再服十劑全愈又宜節飲食遠房慾忌鹽味慎起居調理

半載脾腎氣旺則脹病不復發也

厥症論

內經曰陽氣衰於下則爲寒厥陰氣衰於下則爲熱厥故厥者手足厥冷也其症有陰陽痰氣風酒食尸蚘是也陰陽之辨若何陽者氣也陰者血也陽氣虛則發厥陰血虛則發熱氣屬陽陽虛陰必湊身必熱脉必數大便秘澁蓋由陰衰於下是以熱深則厥亦深陽極而反發厥也血屬陰陰虛陽必乘脉必沉身必冷小便色白亦由陽衰於下則寒故四肢厥冷足倦神清自利不渴者也痰厥者一時痰涎壅塞迷悶於胸中四肢厥冷僵仆倒地昏不知人喉中如水雞聲也氣厥者由肝氣不和復加

暴怒氣逆四肢厥冷而昏運者爲氣厥也風厥者亦由陰衰於下風邪乘其不勝而逆於肝則四肢發厥手足搐搦昏不知人爲風厥也酒厥者飲酒太過則絡脉滿而經脉虚陰氣虚則陽氣入而脾胃不和不得散酒氣與穀氣相搏熱盛於中而溲溺赤也或數醉飽以入房則精氣易竭則腎氣日衰陽氣偏勝昏暈卒倒手足發厥也食厥者飽食太甚胃氣不行而上下痞塞真氣受傷卒然倒仆手足逆冷也尸厥者皆由冒犯不正之氣忽然四肢厥冷不醒人事或妄言口噤肌膚起粟頭面青黑腹中氣走如雷鳴此症得之於弔喪問疾入廟登塚亦名爲中惡

之症也蚘厥者蓋因胃寒蚘不自安是以攻胃手足逆冷蚘出則已經曰蚘者長蟲也胃中冷即吐蚘此屬寒厥也然其治法因病而施如氣虛則補氣血虛則補血有痰則豁痰氣不順當順氣有蚘者或安或伏中惡者當驅當散又當調其胃氣全在活法至若傷寒發厥則惟陽厥陰厥二者而已仲景云凡厥者陰陽氣不相順接便爲厥故傷寒毋問陽厥陰厥一皆手足逆冷但辨其從陽經傳入者其厥多熱從陰經直入者其厥多寒至於傷寒與雜症之發厥治法亦自不同雜病之厥重在元氣故熱厥當補陰寒厥當補陽傷寒之厥重在邪氣故寒厥當溫

當散而熱厥或清或下二者差訛必至殺人不可不細加詳察也

厥證辨案

有人日間忽然發熱一時厥去手足氷冷語言惶惑痰迷心竅頭暈眼昏脉沉伏而數此陽厥也乃陰血不歸於陽氣之中而內熱如焚外反現假寒之象故手足逆冷也此等之症傷寒中最多但傷寒之厥乃傳經之病必熱至五六日而發厥非一日身熱而即發厥者也故不可用傷寒之法以治此等之厥然而雖不同於傷寒之證而內熱之深正未嘗少異夫厥乃逆也逆肝

氣發而爲厥厥乃火也逆火氣發而爲熱熱深則厥亦深熱輕則厥亦輕也故內經曰陽氣盛於上則下氣重上而邪氣逆逆則陽氣亂陽氣亂則不知人也又曰血之與氣並走於上則爲大厥厥則暴死不知人氣復反則生不反則死治法不必治厥治熱而已矣惟是厥發於日陽離乎陰也無陰則陽無所制離陰則陽無所依陽在裏而陰在表自然熱居中而寒現外矣宜急瀉其在內之火則內熱自除而外寒自散然而火之有餘仍是水之不足瀉火之中而佐之補水之味則陽得陰而有和合之歡斷不至陰離陽而有厥逆之疾也方用清熱解厥湯人參

一錢玄參三錢白茯苓三錢白薇一錢麥門冬五錢生地黃五錢天花粉二錢黑梔子二錢白芍藥五錢柴胡五分甘草一錢水煎濾清入鮮竹瀝一合薑汁一滴冲和服一劑而厥定再劑而身涼矣凡日間發厥之症俱可治之無不神効此方和合陰陽平肝調劑之妙助陽氣而不助其火邪生陰血而不生其寒氣祛邪而不損其正解鬱而肝氣能順清火而内熱消除化痰而不傷津液所以定厥甚神返逆最速也又方用黃連散厥湯亦妙川黃連二錢白芍藥五錢當歸三錢麥門冬五錢生地黃五錢牡丹皮二錢川貝母去心研二錢石菖蒲五分白茯苓三

錢水煎服二劑全愈

有人夜間發熱一時厥逆昏暈如死之狀惟手足溫和喉中痰响不能出聲脉沉滑數此陰厥也蓋因陽氣虛而不能入於陰血之中以致鬼神憑之往往厥逆也直中陰寒之症多有一時發厥者但彼乃陰寒而猝中此乃陰熱而暴亡各有不同内經曰陰氣衰於下則爲熱厥何如而然也酒入於胃則絡脉滿而經脉虛脾主爲胃行其津液者也陰氣虛則陽氣入則胃不和胃不和則精氣竭精氣竭則不榮其四肢也此人必數醉若飽以入房氣聚於脾中不得散酒氣與穀氣相搏熱盛於中故徧於

身内熱而潮赤也夫酒氣盛而慓悍腎氣日衰陽氣偏勝故手足爲之熱也如果陰寒之厥手足筋脉多青灌之水必吐脉必沉伏而遲陰熱之厥手足筋脉多紅飲之水必不吐脉必沉滑而數陰寒之厥身必不熱陰熱之厥身必不凉知此而辨之不差毫髮故陰寒之厥舍參附無奪命之丹陰熱之厥飲參附即喪身之鴆治陰熱之厥法宜補陰以助陽使真陰足而邪陰自散陽氣旺而虚火自消痰涎化而昏暈能除神氣清而厥逆定矣方用補陰助陽丹原熟地黄五錢麥門冬五錢玄參二錢人參二錢白芥子一錢柴胡一錢白芍藥五錢當歸三錢白术炒

三錢白茯苓五錢石菖蒲一錢枳椇子二錢水煎服一劑而昏迷甦再劑而痰涎化三劑而厥逆回則可回生也否則不可救矣此方補陰之藥多於補陽陰水足而陰火可散陰火散而陽氣可回陰陽合而昏迷宜甦矣倘服之而不效是陰陽早已相脱不能再續也非前藥之故耳或曰陽氣虚而離陰是宜单補陽以入陰今補陰以合陽恐非治法不知陽氣虚而不能入於陰血之中者以陰血之大燥火盛而虚陽不敢入於陰耳非陰血盛之謂也苟補陽過勝則陽旺而陰益消亡此所以必須補陰以合陽而萬不可純補陽以勝陰也況方中未嘗無補陽之

藥補陰居其七補陽居其三陰陽始無偏勝而厥逆可援也又方用陰陽平治湯亦効人參二錢白术炒焦二錢白茯苓三錢原熟地黃五錢當歸三錢白芍藥五錢半夏製一錢川芎一錢新會陳皮一錢石菖蒲一錢柴胡一錢葛花一錢牡丹皮二錢

麥門冬五錢水煎服

有人日間發厥而夜間又厥夜間既厥而日間又復再厥身熱如火痰涎作聲陰脉大而沉數陽脉細而滑利此乃陰陽相併之厥也熱多則厥亦多用瀉火之藥則熱退而厥亦退矣然而厥既有晝夜徃來之殊而熱亦有陰陽虛實之異正未可徒瀉夫

火也宜於瀉陽之中而用補陰之藥於抑陰之内而用補陽之劑庶陽火得陰而消陰火得陽而化提陽出於陰而日間無昏暈之虞升陰入於陽而夜間無迷眩之害也故治此等之病宜補腎益脾清陽明爲宜何也内經曰陽明者五臟六腑皆禀氣於胃今脾病不能與胃行其津液於三陰胃亦不能行津液於三陽四肢不能禀水穀氣日以益衰又十二經皆禀氣於胃受胃之寒則經氣亦寒受胃之熱則經氣亦熱因之經脉不和比流行相接之際必有所遺寒熱於四末此脾胃之致厥者明矣脾胃有邪必乗於腎腎乃治下主厥者也腎受邪則厥此腎氣

不足而致厥者又明矣方用旋轉陰陽湯人參二錢白朮炒焦三錢白茯神三錢白芍藥五錢當歸三錢生地黃五錢麥門冬三錢附子製一分炒黑梔子二錢天花粉三錢柴胡一錢淡竹葉一錢水煎服一劑而厥逆安矣再劑全愈愈後服八珍湯調理月餘不復再厥也此方陰陽雙治痰火兩清補瀉兼施不治其正氣之虛則陰陽斷不能和而晝夜之厥亦斷不能自定也倘或補陰而不補陽或瀉陽而不抑陰則陰陽必有偏勝而痰火必至相爭變出非常之證有不可救藥者矣又方用陰陽兩和湯亦效白朮炒焦三錢白茯苓三錢生地黃五錢麥門冬三

錢金釵石斛五錢柴胡一錢炒黑梔子二錢天花粉二錢神麯炒一錢桂枝三分竹葉三十張水煎服一劑而厥定再劑而厥逆除矣

有人大怒之後又加拂抑之事不能如意忽大叫而厥吐痰如湧目不識人脉多沉伏此肝氣之逆得痰而厥也夫肝性最急急則易於動怒怒則氣不易泄而肝之性更急而肝之血必燥勢必取給於脾胃之滋膏脾胃不敢袪肝之意出水穀之液以肝未遑變血勢必迅變爲痰以養肝肝又喜血而不喜痰痰欲入肝而肝不受必至痰阻於肝外以封閉夫肝之竅矣肝不能得

痰之滋蔓又無陰血之灌注必多炎氣之沸騰痰閉於上而火起於下安得不沖擊而成厥哉治法宜去其痰而厥乃定也然而去痰必須平肝而平肝在於解怒而解怒又在於清火之爲得也方用平肝解怒湯香附童便製五錢當歸身五錢白芍藥五錢天花粉三錢半夏製二錢白茯苓三錢神麯炒二錢麥芽炒二錢黑梔子二錢川黃連一錢甘草一錢水煎濾清入鮮竹瀝一合沖服一劑厥輕再劑厥定三劑全愈此方解肝氣之拂逆實有神功在清熱而不燥導痰而不峻也又方用三白散厥湯亦効白芍藥五錢川芎二錢白茯苓三錢黑梔子二錢天花

粉二錢石菖蒲一錢廣陳皮一錢川貝母去心研二錢當歸身五錢柴胡一錢白荳蔻仁研五分鮮竹茹二錢水煎服一劑厥輕三劑全愈

有人怒輒飲酒以爲常不醉不休一日發厥不知人事稍蘇猶呼酒號呌數次復昏暈脉伏而數人以爲飲酒太醉之故也誰知是膽經之火動乎夫肝與膽爲表裏肝氣逆則膽氣亦逆肝火動則膽火亦動酒入臟腑必先入膽酒滲入膽則酒化爲水矣然而酒性大熱飲酒過多酒雖化水而酒之熱性不及分消必留於膽中況怒氣傷肝則肝火無所發泄必分流而入於膽膽

得酒之熱又得肝之火則熱更加熱矣夫肝膽爲心之母母熱必呼其子以解氣自然膽熱必移熱以子心而心經受熱神氣昏迷乃變而爲厥矣治法亟解心中之熱而心熱非起於心也仍須瀉膽之熱而膽之熱非本於膽也仍須瀉肝之熱以解酒之熱而已方用加味逍遥散治之柴胡一錢白芍藥五錢白茯苓五錢白术炒五錢甘草三分牡丹皮二錢新會陳皮一錢當歸身二錢葛花二錢炒黑梔子三錢白芥子二錢水煎服一劑厥輕二劑厥定三劑全愈逍遥散治木鬱實奇佐之梔子丹皮以瀉火益之葛花以解酒加之白芥子以消痰酒病未有不受

濕者濕既不化易於生痰今去其濕而痰無黨更化其痰而火無勢濕既不留痰必無阻火亦解散雖欲再厥其可得乎方中多用茯苓白朮以輔助柴胡白芍者正此意也又方用醒醞定厥湯亦効人參二錢白芍藥五錢白茯苓五錢川黃連一錢葛花一錢柞木枝一錢半夏製一錢新會陳皮一錢吳茱萸三分神麯炒一錢水煎服三劑厥止而愈

有人一過午時吐酸水一二碗至未時心前作痛至申時痛甚而發厥不省人事至戌時始甦日日如是診左手脈濇而伏人以爲陰分之熱盛而厥發於申酉之際也誰知是太陽膀胱之經

有瘀血結住而不散乎但小便不閉是膀胱之氣未嘗不化也氣乃無形之物無形能化若有瘀血結住而不散者以血有形不比氣之無形而可散也未申之時正氣行膀胱之時也氣行於血之中而血不能行於氣之內所以作痛而發厥欲活其血之瘀非僅氣藥之能散也必須以有形之物制其血則氣可破血而無阻滯之憂矣方用逐瘀丹當歸尾一兩大黃三錢紅花三錢桃仁二十粒天花粉三錢枳殼五分厚朴炒二錢牡丹皮三錢水蛭煅黑一錢水煎濾清童便半盞沖和服一劑而瘀血通二劑而瘀血盡散此方用水蛭同入於大黃童便厚朴之中

以逐有形之血塊則病去如掃而痛與厥盡去也倘不用水蛭雖亦能止厥定痛而有形之血塊終不能盡逐必加入水蛭而建功始神不可以此物爲可畏而輕棄之遺人終身之病也又方用破瘀定厥丹亦効當歸尾一兩白芍藥五錢赤茯苓五錢肉桂五分牡丹皮三錢桃仁二十粒研生地黄五錢枳殼五分猪苓一錢五靈脂二錢蒲黄一錢藕節三段水煎濾淨入童便半盞沖和服二劑全愈

有人忽然之間如人將氷冷水澆背陡然一驚手足厥冷遂不知人已而發熱則漸漸甦省一日三四次如此診氣分之脉沉遲

微弱稍按其脉則無人以爲有祟乘之也誰知是氣虛之極欲脱而未脱之兆耳夫人之氣所以衛身者也氣盛則體壯氣衰則體怯外寒之侵乃内氣之微也内氣既微原不必外邪之襲無病之時常覺陰寒逼身如冷水澆背正顯内氣之微何祟之來憑乎内經曰陽氣衰於下則爲寒厥何爲而然也此人者質壯於秋冬奪於所用下氣上争不能復邪氣因從之而上也氣因於中陽氣衰不能滲榮其經絡陽氣日損陰氣獨在故手足爲之寒也然而内熱之極亦反生寒顫所謂厥深熱亦深與氣虛之極亦生寒顫者似是而非苟不辨之至明往往殺人於頃

刻可不慎歟辨之之法大約內熱而外寒者脉必數而浮大舌必乾燥色必紅黃甚則焦紫裂紋氣虛而外寒者脉必沉遲微弱舌必滑潤色必灰白甚則淡黑不渴如此驗之不差毫髮故見氣虛之症必須大補其氣而斷不可用大寒之藥而速其死也方用甦氣益陽湯人參五錢廣陳皮一錢石菖蒲五分肉桂一錢生薑三片水煎服一劑輕二劑更輕連服十劑全愈此方更加黃芪蜜水拌炒五錢白茯苓三錢甘草炙一錢更妙方中重用人參黃芪以補氣肉桂以補陽陳皮茯苓以消痰甘草菖蒲和中而開竅引羣藥直入心宮則氣不至於昏亂自能護其

衛外也又方用助氣回陽散亦効人參五錢黄芪蜜炙五錢川附子製一錢半夏製二錢甘草炙一錢白茯苓三錢枳殼五分廣陳皮五分煨薑三片水煎服一劑厥輕二劑厥更輕連服六劑厥除而痊

黃疸論

經云中央黃色入通於脾黃疸爲病皆由脾土受傷而中焦清氣下陷濁氣渾然以致濕熱鬱結於脾土之中而形於面目肌膚故肌肉腫而色黃也是故有之中必形諸外夫脾主肌肉肺主皮毛毋病則子亦病焉其症有五曰黃疸曰穀疸曰酒疸曰黃汗曰女勞疸黃疸者通身面目及小便爪甲悉黃由火氣鬱蒸於脾胃必因酒食過度臟腑熱極水穀悉黃或有暴熱用冷水洗浴濕熱留於胃中所致其候身體面目悉黃如金色小便如煮栢汁穀疸者由饑發熱大食傷胃中氣鬱熱所致其候食

則腹滿眩暈心中怫鬱不安皆因穀氣不消胃中苦滯濁氣下
流小便不利水濕與穀氣相合則脾之氣不宣鬱蒸而黃也酒
疸者身目亦黃心中懊憹而熱不能食時欲嘔吐足脛滿小便
黃赤皆因酒後胃熱醉後當風水濕得之惟酒變證最多熱毒
流於清氣道中則眼黃鼻癰黃汗者汗如梔子色可染衣黃而
口中不渴由陽明蓄熱喜自汗出因其熱盛出汗即入於冷水
之中於是濕熱不散過鬱於脾胃故汗出而黃也女勞疸者由
大熱交接竟入水水濕流入於脾因腎氣甚虛以所勝尅入致
腎氣上行故有額黑身黃汗出手足熱薄暮即發膀胱急小便

自利名爲女勞疸一名爲黑疸也發於陽必嘔發於陰則振寒而微熱雖本於胃氣鬱發土氣上行然發於脾則爲黄疸發於腎則爲黑疸也論其所因外則風寒暑濕内則喜怒憂驚酒食房勞三因悉備也然亦有瘀血食積皆令發黄又有陰黄虚黄之症各有不同如瘀血發黄者身體發熱小便自利大便反黑其脉芤濇是也如食積而發黄者蓋因飲食之積留滯於胃間不得傳化薰蒸胃中之濕氣而黄也脉必長大胸脇必滿悶是也如陰黄者四肢必冷自汗泄利小便清白脉必沉遲是也如虚黄者口淡怔忡耳鳴脚軟怠惰無力微寒發熱小便白濁是

也大率黃疸之病多由脾胃不和濕熱相合鬱蒸成黃正與盦麴相似內經云疸病有上中下之分有謂目黃曰黃疸者有謂黃疸暴病久逆之所生者及少陰厥陰司天之政四之氣溽暑皆發黃疸者悉是上焦濕熱病也有謂食已如飢曰胃疸者與脾風發癉腹中熱出黃者又脾脈搏堅而長其色黃者靈樞謂脾所生病黃癉皆中焦濕熱病也有謂溺黃赤安臥者黃疸及腎脈搏堅而長其色黃者靈樞謂腎所生病皆下焦濕熱病也故溺黃赤者熱之徵也安臥者濕之徵也然亦有外因而致者何以得之仲景云陽明病無汗小便不利心中懊憹者身必發

黃蓋陽明濕熱之邪旣不能從汗而越之於表又不能從小便而泄之於下而至心中懊憹則其濕熱不能外達而反內結不能下行而反上逆此特明其外感發黃耳然亦有內傷發黃者何以辨之仲景云男子發黃小便自利則濕邪去而反發黃當愈而不愈者裏無濕熱因其中氣不足而虛陽外泛耳宜健運中氣爲主而清利之劑不可用也若男婦病失血之後多令面黃血爲榮面色紅潤者血榮之也故失血則身面皆也黃色宜補養陰血爲主治疸之藥不比用也亦有瘧疾之後面多黃者蓋因脾土受病亦耗其榮分之故耳亦有濕多熱少者有濕少

熱多者有濕熱全無者若濕多者宜分利爲主熱盛者宜清火爲先毋論濕熱總宜健脾脾健則黄病自愈濕熱全無者宜補養其正氣清利之法斷不可施也若本無熱邪清之必傷其陽本無濕邪利之必損其陰如穀疸酒疸之症皆是飲食太過傷其脾胃女勞陰疸之類皆是色慾勞傷損其腎陰或以真陽素虚或以寒藥太過凡此皆屬内傷不足之病若不揣其本而槩以利濕清熱爲事者操刃而殺之不可不慎歟

黄疸辨案

有人穀疸之症腹中易飢食則難飽多用飲食則發煩頭眩小便

赤而艱澀身如黃金之色陽明胃脉緊而無力此乃胃中之虚
熱而兼濕也人身脾胃屬土脾陰土也而用則陽陽主動故能
健運而不息胃陽土也而用則陰陰主藏能納水穀以養生脾
胃和同則剛柔並濟通調水道易於分消惟七情内傷飲食不
節損其正氣則陰陽不相和合胃無陰以和陽則聚熱而消穀
脾無陽以和陰則凝寒而積水兩相搏激故昏眩煩悶生焉於
是所食之水穀不變爲精華之清氣而反蒸爲敗濁之氣矣夫
濁氣下降者也濁氣下流於膀胱膀胱受胃之熱則氣化不行
故小便艱澀水不能速行卽分走於陰器而熱散於皮膚於是

濕熱相合鬱蒸而身面發黃也內經謂食已如飢曰胃疸者此中焦之濕熱病也治法升胃中之清氣以分利其膀胱則清升而濁易降水利而熱即消除方用茵陳分濁湯雲茯苓塊一兩大車前子三錢猪苓二錢茵陳二錢炒黑梔子三錢穀芽炒二錢燈心五分水煎服一劑水少利二劑濕乃退十劑黃乃除加白朮炒三錢懷山藥三錢去猪苓再服十劑全愈方中以茯苓爲君者利水而不傷胃氣胃氣不傷而後佐之清熱利濕之品則胃無火亢之憂自然脾無水鬱之害倘不早治而水濕之氣流入於腎則腹脹腰重漸至成鼓則難治矣又方用茵陳利濕

湯亦効茵陳二錢白茯苓塊一兩白朮炒焦三錢薏苡仁五錢知毋一錢澤瀉二錢鮮竹葉三十張水煎服一劑小水少利二劑小便不澀十劑黃退再服十劑全愈愈後宜節飲食以養其脾薄滋味以安其胃慎七情以和諸臟內既調和何黃疸之復發哉

有人患酒疸之症心中時時懊憹熱不能食嘗欲嘔吐胸脹作滿然清言了了關脉浮大且數少按空虛人以爲酒食而成疸也然而酒濕之成疸者由於內傷飢飽勞役臟腑虛損所致夫人之善飲酒者由於膽氣之旺腎氣之能分消也夫膽非容酒之

器而能滲酒酒經膽氣之滲則酒化爲水入於膀胱而下泄矣惟其内傷則五臟受損臟損則腑亦損矣况飲酒過甚未有不虛其臟腑脉絡者酒性濕熱變證最多不能食物而傷脾嘗欲嘔吐而傷胃胸脹作喘而傷氣濕熱太過而傷脉故内經曰酒入於胃絡脉空虛絡脉空虛寧膽氣之獨旺乎膽氣既虛則飲酒力不能滲無如人之縱飲如故則酒多而滲亦多更傷膽氣膽傷愈不能滲酒而化水酒既不化水必留於脾胃之間而脾胃之氣亦虛則酒濕不能受傳之膀胱而膀胱之氣亦衰而酒濕又不能分消下既不走必逆上行而嘔吐然下洩既艱中州

又不可久留於是濕熱之氣蘊蓄衝膈懊憹而發於心由是遍漬於週身佈散乎四體盡發爲黃也夫心至懊憹其心神之昏亂可知何又能清言了了耶不知酒氣薰蒸於一時則見懊憹懊憹者欲痛不痛之狀非心中之神至於妄亂不寧也治法宜解其酒之毒而兼壯其膽經之氣膽氣旺而酒氣自消酒氣消而水氣自泄水氣泄而黃疸自解矣方用旺膽化酒丹柞木枝三錢黑山梔三錢桑白皮三錢白茯苓五錢白芍藥六錢建澤瀉二錢鮮竹茹二錢水煎服二劑而膀胱利四劑而黃色輕十劑全愈此方用柞木枝專能消酒毒於無形酒毒既消則拔本

塞源矣。至於助膽之藥舍白芍山梔無他味也，其餘之藥不過分消濕熱之氣。世人不知治法，或吐或下，皆非善法也。又方用郁李歸芍湯亦効：白芍藥六錢，當歸三錢，白茯苓五錢，郁李仁一錢，枳椇子二錢，車前子二錢，川黃連一錢，六神麯炒二錢，鮮竹葉五十張，水煎服。二劑而小便分利，四劑而黃色減半，十劑而諸症全除。宜節飲食，慎起居，戒酒爲要，否則變生他症，不可不慎也。

有人患女勞疸，其症腎氣虛損，四肢瘦痛，夜夢驚恐，精神困倦，飲食無味，舉動乏力，心腹脹滿，脚膝痿緩，房室不舉，內股濕癢，水道澀痛時有餘瀝小腹満身盡黄額上黒而尺脉浮大而虚人以爲黄疸之病也誰知是因女色而成黒疸乎夫入室久戰相火充其力也相火衰則不能久戰矣火衰而勉强入房則泄精必多火隨水散熱變爲寒矣人身水火不可少者也水衰則不能制火而火易動火衰則不能利水而水易留顧水留宜可以制火矣然而所留之水乃外水而非腎中之真水也真水可以制火而成液外水不能制火而成癉故女勞之疸仍是濕熱而結於精竅之間非血瘀而閉於骨髓之内也倘用峻攻蕩滌之品以驅其微陰則促其危矣治法宜補腎中之氣使膀胱之濕

自利又補腎中之水使邪火之炎自解亦宜補脾胃之土使黃疸之病自祛當緩以圖功不當責其近効也方用脾腎減黃丹治之白茯苓五錢懷山藥五錢人參三錢白朮炒焦二錢芡實五錢薏苡仁炒五錢兎絲子五錢車前子二錢生棗仁一錢水煎服十劑黃疸減又十劑黃疸更減又十劑黃疸全除再服三十劑諸症皆退可保性命而無憂也女勞疸症最難痊人生此病死者十有八九苟存堅忍之心絕慾慎疾信服前方宜多用取愈蓋此方固腎以救傷固脾以健運並不逐邪以驅瘀得補之益而無損故腎氣旺而濕熱能除脾土健而黃色自減矣或

疑女勞之疸成於腎之火衰似當補火不知疸雖成火之衰今病久陰血皆耗若補火則愈爍其陰不特無益而反害之矣又方用小菟絲子丸亦効石蓮子去殼炒二兩白茯苓人乳拌蒸晒乾炒二兩菟絲子淘淨晒乾酒浸透炒五兩右爲細末用懷山藥末二兩煮糊搜和爲丸每服五錢用青鹽少許白滾湯下空心服又方用加味八味丸更妙原熟地黃八兩山茱萸四兩懷山藥四兩建澤瀉三兩白茯苓壯盛人乳一盞拌蒸晒乾九次用三兩牡丹皮三兩肉桂去粗皮一兩川附子製用童便浸三日煮半日剥去皮晒乾切片一兩大車前子三兩白术炒焦

三兩右爲細末煉白蜜爲丸如梧桐子大每服五錢用女貞酒送下早晚進服一料全愈

有人患肺疸症鼻塞不通頭面俱黄口淡咽乾小水不利氣口之脉數大無力人以爲黄疸之生於脾胃也此症是肺氣虚而發黄耳肺金氣旺則清肅之令下行於膀胱凡有濕熱盡從膀胱下泄則小水大行何濕能存何熱之不散也惟其肺氣先虚而後濕熱鬱蒸於胸膈之間致肺燥而失其清肅之令水氣遂秉其燥而相入燥與濕合而成熱濕熱之氣不能速走於膀胱秉虚而散行於皮毛之竅而腠理未疎不能越行於外遂變現黄

色於皮膚也治法宜宣通肺氣健運其中土蓋因肺氣閉於上而後水氣塞於下使脾氣健運於中州而肺金通調於膀胱夫土壯而生金勿拘拘於治肺也方用補土揚肺湯桔梗一錢天花粉二錢麥門冬三錢白朮炒焦五錢白茯苓五錢桑白皮二錢茵陳一錢猪苓一錢黃芩一錢北沙參三錢水煎服一劑鼻塞通二劑咽乾潤三劑口淡除四劑小水大利十劑頭面之黃盡散矣此方開腠裡而生津液則肺金有潤燥之功合之茯苓白朮則土氣大旺合之麥冬花粉則金氣能揚清肅令行而膀胱之壅熱可散小便通利而黃色烏能獨存哉又方用通調飲

桔梗一錢紫菀一錢白朮炒焦五錢白茯苓五錢麥門冬去心三錢茵陳一錢益智仁研三粒貝母去心研二錢生甘草五分水煎服亦効

有人患心疸之症煩渴引飲一飲水即停於心之下時作水聲胸前時多汗出皮膚盡黃惟兩目獨白人迎之脉沉數人以為脾中之濕熱而成黃疸也誰知是心中之熱而成之乎夫心宜赤而不宜黃何以身面皆黃也然不知黃乃土之色也心屬火脾屬土土乃心之子也母病則子亦病焉夫心喜燥不喜濕然過於燥則未免易其性以喜濕矣然而心終宜燥而不宜濕以濕

濟燥可權宜行於一時不可經常行於長久蓋水乃陰物陰居陽地不肯遽入於小腸心又因水制力不能分消移其水以入於膀胱故水停心下作聲而膻中乃心之相臣見水邪犯心且出其火以相救戰爭於胸間水得火炎而熱化爲汗時出於胸其餘之水何能盡解必隨熱而流行於皮膚欲尋毛竅而出然而毛竅終非泄水之竅乃壅塞成黄矣一身皆黄而兩目不變黄者蓋因肝開竅於目心爲肝子邪見肝木之氣未衰不敢犯肝之界而目正肝之部位所以濕邪不至於目而無色黄之侵耳然則肝熱正旺舍肝而獨治心終非治法宜平肝以清心氣

瀉水濕以逐熱邪則黃疸不攻而自散也方用平肝清心湯白芍藥五錢白茯苓五錢白朮炒焦三錢茵陳二錢炒黑梔子三錢木通一錢牡丹皮二錢遠志去心一錢燈心五十寸水煎服一劑病輕二劑又輕十劑全愈此方平肝氣即所以清心氣瀉水即所以瀉熱倘徒治其黃而不辨臟氣之生尅妄用大寒大瀉之品必至變爲陰黃虛黃之證反難施治矣又方用茵陳連朮湯茵陳三錢白茯苓五錢白朮炒焦五錢川黃連二錢石菖蒲五分水煎服病愈即止

有人患肝疸之症兩目盡黃身體四肢亦現黃色但不如眼黃之

甚氣逆手足發冷汗出不止然止在腰以上腰以下無汗左關脉沉數人以為黃病之生於濕也誰知是肝氣之鬱濕熱閉結不散而發黃乎夫肝屬木非水不能長養何以得濕反鬱而成疸乎不知肝之所喜者腎中之真水非外來之邪水也真水養木而發生邪水乘木而發癉蓋肝藏血而不藏水外來之水多則肝閉而不受於是移其水於脾胃然而外來之水原從脾胃來也脾胃之所棄而脾胃仍肯容之乎勢必移其水於膀胱而膀胱又不能即化於是濕熱復返而入肝濕熱在肝無容身之地乃鬱勃而發汗汗不能盡出而黃症成矣若使汗能盡出未

必遽成黄也腰以上出汗正肝之部位也治法開肝氣之欝佐之分濕清熱之劑則黄疸自愈矣方用清肝分水飲白芍藥五錢龍胆草一錢茵陳二錢白茯苓五錢猪苓二錢柴胡一錢大車前子三錢白蒺藜二錢甘菊花三錢黑山梔二錢水煎服二劑而目之黄色淡矣四劑而身之黄色亦淡矣再服四劑氣逆汗出之病皆除更服十劑全愈此方開欝於分濕之中和肝於清熱之内既善逐邪又能顧正兩得而無失矣又方用平肝退黄散茵陳二錢龍胆草二錢白芍藥五錢白茯苓五錢建澤瀉三錢大車前子三錢白蒺藜二錢柴胡一錢草決明二錢牡丹

皮三錢水煎服更妙

有人患脾疸之症身黃如秋葵之色汗出沾衣皆黃色兼之涕唾亦黃不欲聞人言小便不利飲食不能剋化腹脹而似飽氣分之脉沉遲無力而微人以爲黃汗之病也誰知是脾陰之困乎夫脾土喜温黃病乃濕熱也熱宜非脾之所惡何故成黃不知脾雖不惡熱而畏水濕脾乃濕土又加濕以濟濕濕乃陰類而其氣則寒今脾中寒濕勝自然陽氣盡行消亡無陽則陰不能化穀以分水聽其流行於經絡皮膚矣凡臟腑之水皆下輸膀胱但脾成純陰則無陽以達於膀胱矣然水寒宜乎清色今變

黃色者何故因其以水居於土之中水土相和水多土少其色淡而爲秋葵之黃耳不欲聞人言者脾寒之極而氣寒於心膽則怯聞人言惕然而驚矣故不願聞飲食不能尅化腹脹而似飽者脾胃與心包命門之火皆衰也然則治法宜大健其脾胃之土而温其心經命門之火佐之利水之劑則陰可變陽黃可變白矣方用補火散邪湯白朮炒焦一兩川附子製淡二錢人參三錢遠志去心炒二錢茵陳二錢白茯苓一兩大車前子三錢半夏製二錢生薑三片水煎連服四劑而小便利再服四劑而汗唾不黃矣此方白朮人參以補其脾胃茯苓茵陳以利其

水道半夏生薑以壯膽而通神明附子遠志以温其心經命門之火真火旺而邪水自散元陽回而陰氣自消陰陽協和水火相制何黃疸之不去哉又方用回陽驅陰湯亦効白朮炒焦一兩肉桂二錢益智仁研二錢沉香鎊一錢茵陳二錢半夏製二錢大車前子三錢白茯苓一兩煨薑三錢水煎服四劑小便利再服四劑飲食消化汗唾不黃更服四劑諸病消除週身之黃盡散矣

有人患腎疸之症身體面目俱黃小便不利不思飲食不得卧兩尺與右關脉沉而微人以爲脾虛而成黃疸病也誰知是腎氣

虛寒而變黃症乎夫腎本水宮然最不能容水凡水得腎中之氣而皆化故腎與膀胱為表裏腎旺則膀胱亦旺然腎之所以旺者非腎水之旺而腎火之旺也腎火旺而水流腎火衰而水積水積多則成水臌之病水積少則成黃癉之病故黃癉易治而水臌難療如腎疸之病不可治癉一治癉而黃病反不能痊必須補其腎中之火而佐之去濕健脾之藥則黃疸可指日而愈也方用壯火制濕丹白朮炒焦五錢肉桂二錢白茯苓八錢懷山藥五錢車前子三錢茵陳一錢芡實五錢水煎服二劑水道大利再服二劑飲食可進再服二劑可以睡卧再服二劑身

體面目之黃盡去更服十劑全愈此方用白朮以健脾以利腰臍之氣是健脾正所以健腎況茯苓山藥芡實之類俱是補腎之味又是利濕之劑得肉桂以生其命門之火則腎不寒而元陽之氣自能滲化於膀胱況用車前子利水而不耗真氣又能直達於膀胱所謂離照當空而冰山雪海盡行消化何黃之不散哉或謂發黃俱是濕熱未聞濕寒而能變黃也嗟乎黃病有陰黃虛黃之症是脾寒亦能作黃豈腎寒獨不發黃耶故腎寒發黃又別有至理夫黃者土之色也黃之極者即變爲黑黑之未極者其色必先發黃腎疸之發黃即變黑之兆也黃至於黑

則純陰無陽必至於死今幸身上發黄是内已無陽陰逼其陽而外出尚有一線之陽在於皮膚欲離而未離也故補其陽而離者可續耳倘皮膚已黑此方雖佳何以救之哉又方用加減五苓散白术炒焦一兩白茯苓一兩建澤瀉三錢薏苡仁炒三錢豨薟草三錢破故紙炒三錢肉桂去粗皮切片二錢水煎多服取効

有人心驚膽顫面目俱黄小水不利肌膚瘦削少陽膽經與太陰脾經之脉沉細而緩人以爲脾濕勝而成黄疸症也誰知是膽怯而濕乘之乎夫膽屬少陽風木木最喜水濕亦水也水濕入

膽宜投其所喜何反成黃疸之病蓋水多則木泛木之根不實矣少陽爲陽木又爲花果之木非大材之木可比曷禁汪洋之侵犯乎此脉之所以細緩不及而膽之所以怯弱也惟其膽氣怯弱則膽汁外滲與濕熱之邪相合鬱蒸而成黃矣治法瀉水濕之邪則膽氣壯而木得其養又未能盡然也木爲水侵久矣瀉水但能去水濕之勢而不能固木之根木雖尅於土而實生於土故瀉水而土不可不培也培其土而木氣始有根深而基固又宜補其膽則膽氣固庶不至膽汁外滲而成黃矣方用兩宜除黃散白茯苓五錢白朮炒焦五錢薏苡仁五錢柴胡五分

龍胆草一錢茵陳一錢郁李仁一錢黑山梔二錢淡竹葉三十張水煎服二劑輕四劑又輕十劑全除此方利濕清熱固膽氣以健土土健則狂瀾可障膽固水波自息也又方用竹茹龍胆湯白芍藥炒五錢龍胆草一錢半夏一錢製白茯苓五錢茵陳二錢鮮竹茹二錢白术炒焦三錢水煎服二劑黄色輕四劑黄色又輕十劑全愈

有人小便點滴不能出小腹臌脹兩足浮腫一身發黄左尺脉浮右寸脉大而數人以爲黄疸而變臌矣誰知是肺與膀胱之濕熱結而成癉乎夫膀胱者州都之官氣化則能出水無熱氣則

膀胱閉而不行無清氣則膀胱亦閉而不行所以膀胱寒則水凍而不能化膀胱熱則水沸而亦不能化黃癉之病無不成於濕熱是膀胱之黃癉乃熱病而非寒症也如因寒而閉結者脉多遲緊宜用熱藥以温命門之火今因熱而閉結者故脉浮數宜用涼藥以益肺金之氣蓋肺金之氣盛則清肅之令下行於膀胱而濕熱之邪盡解也方用清肺通水湯白朮炒焦三錢萊菔子炒一錢白茯苓五錢半夏製一錢北沙參三錢麥門冬三錢桑白皮二錢茵陳二錢建澤瀉二錢大車前子三錢黃芩二錢蘇子炒研二錢水煎服一劑小便微利二劑小便大利四劑

而黃癉之症全消此方雖與扶土揚肺湯大同小異實有不同也揚肺湯提肺之氣也通水湯清肺之氣也二方皆有去濕之藥而利與通微有異利則小開其水道通則大啓其河路也又方用通流飲亦効白茯苓五錢白术炒三錢桂枝五分茵陳二錢木通二錢車前子三錢水煎服或有腎氣大虧而膀胱寒冷水道閉結者宜用金匱腎氣湯重加茯苓以治之最効二者相似若悞服禍福反掌不可不細辨也

積聚論

經曰積聚留飲痞滿腹堅皆太陰濕土乃脾胃之氣積聚之根也難經曰積者陰氣也五臟之氣積蓄於内其始有常其痛不離其部位上下有所終始左右有所窮處脉必伏結聚者陽氣也六腑之氣聚而不散其始終無根本其病或隱或見上下無所留止痛發無所定位脉必浮結由陰陽不和臟腑虛弱所致或因七情之氣相忤或停寒熱温凉之飲或傷五味之食或受六淫之邪其病初起甚微即可消散但因不守禁戒縱口嗜慾致令痰之所起氣之所結痰與氣搏積聚遂成以五臟言之肝

之積曰肥氣在左脇下大如覆杯或有頭足久而不愈令人發咳甚至痎瘧連歲不已面帶青色肝脉弦而細也心之積曰伏梁起自臍上其大如臂上至心下如久不愈令人煩心面帶赤色左心脉沉而芤也脾之積曰痞氣在胃脘其大如盤久而不愈四肢不收乃發黃疸雖食而瘦面帶黃色右關脉浮大而長也肺之積曰息賁在右脇下其大如盃久而不愈洒淅寒熱發喘發咳甚爲肺癰面帶白色氣口脉微也腎之積曰奔豚發於小腹上至心下若奔豚之狀或上或下久而不愈令人喘逆骨痿少氣面帶黑色左腎脉沉而急也食積酸心腹滿酒積目黃

便溏涎積咽如拽鋸痰積涕唾稠粘癖積兩脇刺痛水積足脛脹滿血積打撲內瘀產後不月肉積癥瘤核癧之類也然亦有六聚以明之胃聚而生中滿膽聚而生氣逆心包聚爲怔忡膀胱聚爲溺澁大腸聚爲秘結小腸聚爲癥瘕癥者徵也以其有徵驗也瘕者假也假氣血以成形也石瘕何如岐伯曰石瘕生於胞中寒氣客於子門子門閉塞氣不得通惡血當瀉不瀉衃以留止日以益大狀如懷子月事不以時下皆生於女子可導而下難經云任之爲病其苦內結男子爲七疝女子爲瘕聚腸覃何如岐伯曰寒氣客於腸外與衛氣相搏氣不得榮因有所

繫癖而内著惡氣乃起瘜肉乃生其始生也大如雞卵稍以益大至其成如懷子之狀久者離歲按之則堅推之則移月事以時下二症皆屬寒也然亦有熱者何也内經曰小腸移熱於大腸爲伏瘕爲沉小腸移熱於大腸謂兩熱相搏則血溢而伏瘕也血濇不利則月事沉滯而不行故云爲虙瘕爲沉此成於熱者也丹溪云積聚成塊者蓋塊是有形之物氣不能成塊痰與食積死血而成也在中爲痰飲在右爲食積在左爲血積大法有三曰攻曰消曰補而已攻者攻擊之謂凡積堅氣實者非攻不能去其堅譬如强敵横暴非单刀直入之將必不能破其壁

壘也消者消磨之謂凡積氣不任攻擊者當消而去之如小醜賊弄之流卽微加警斥而已足以褫其魄耳補者調養之謂凡脾胃不足虛邪留滯而成積者但當養其正氣如小民飢寒相率爲寇但招之以食撫之以衣而飢寒凍餒之寇則盡化爲良民矣潔古云壯盛人無積虛人則有之皆由脾胃怯弱氣血兩衰四時有感皆能成積若槩以磨堅破結之藥治之疾似去而人已衰矣乾漆硇砂三稜牽牛大黃之類得藥則暫快藥過則依然氣消疾愈大竟何益哉故善治者當先補虛使血氣旺積自消如満座皆君子則小人自無容地也不問何臟先調其中

使能飲食是其本此治積之妙法也然尤有要者則在補之中而行其攻之法又在乎氣宜行之痰宜豁之鬱宜開之死血宜破之又當分緩急而治如積聚未久而正氣未損者當以積聚爲急速攻可愈緩之則足以滋蔓而難圖若積聚既久而元氣受傷者當以元氣爲急緩圖爲善急之則適以喜功而生事此緩急之機即萬全之策也況人之積氣有盛有微積之微者但養其正正氣盛則積自消苟爲積氣自盛雖養其正日積月累之邪根深基固欲其潛消默散必不可得故必攻補兼抑然後積可除也若治積不養其正而徒爲攻積則正氣愈虛邪氣猶

在固不可也若養其正而於邪之甚者遽謂其能自除不復攻之亦不可也變而通之則應乎症矣

積聚辨案

有人肝氣甚鬱結成氣塊在左脇之下左腹之上動則痛靜則寧歲月既久日漸壯大面色黃槁吞酸吐痰時無休歇左關脉沉弦而滑人以為痞塊也誰知是木鬱而成積乎夫肝木之性最喜飛揚不喜閉溢肝氣一鬱必下尅脾胃脾胃受尅則氣不能暢行於臟腑遇肝之部位必致阻滞而不行日積月累無形化為有形而成肥氣也治法舒其肝中之鬱助其脾胃之氣則有

形仍化爲無形矣倘見有形誤投攻散尅削峻利敗血之劑則脾胃之氣大傷而肝之鬱仍不能解勢必其形愈大往往有致死不悟者深可痛惜也方用平肝消滯湯治之白芍藥酒拌炒五錢當歸三錢白朮炒焦五錢川芎二錢柴胡一錢鱉甲刺醋煅七次研三錢神麯炒一錢山查肉炒二錢枳殼麩炒一錢半夏製一錢砂仁研三粒水煎服四劑磈小又服四劑塊更小再服十劑磈全消矣此方全去平肝解鬱行氣行血之品肝中之氣血不鬱而脾胃之氣無尅制之虞則土氣自安況有白朮以健脾開胃則脾胃氣旺自能統運於臟腑又有白芍柴胡以平

木鬱則肝氣調達何阻滯之有哉前方加浮海石研細二錢沉香鎊八分昆布二錢更効又方用化痞膏外治亦妙大黃五錢人參三錢白朮五錢枳實三錢丹皮三錢鱉甲一兩神麯一兩山查五錢麥芽五錢厚朴三錢當歸一兩白芍藥一兩史君子肉三錢兩頭尖二錢蒲公英一兩金銀花一兩三稜三錢半夏五錢肉桂二錢甘草二錢川芎三錢檳榔二錢防風二錢川烏一箇柴胡二錢青皮三錢香附五錢麻油三觔鍋熬以上藥煎數十沸候藥色黑用絹濾出渣再煎油滴水成珠然後再入後藥末乳香五錢没藥五錢麝香一錢赤石脂二兩冰片二錢阿

魏三錢血竭三錢沉香鎊二錢各爲細末入油内再煎又入黄丹水飛炒過一觔收成膏貼痞磈止用一箇即消其膏藥須攤得厚不可大也此方名爲三十六味化痞膏不論男婦五積六聚癥瘕痃癖痰積血積食積氣積一切積塊或上或下或中或左或右毋拘虚實貼之漸消默散又不傷臟腑故表而出之惟孕婦忌貼

有人脾氣虚寒又食寒物結於小腹之間久不能消遂成硬塊已而能動右關與命門脉沉細而附骨人以爲癥瘕病也誰知是命門之火衰微不能化物乎夫脾乃濕土必藉命門之火薰蒸

倘命門之火衰則釜底無薪何以蒸腐水穀哉譬如陽和之地得太陽相照則萬物發育處於陰寒幽冷之區則草木萎黄安得有萌芽之發耶如淤泥濕田非遇烈日炎氣未易爍乾是土必得火熱而始燥也人身脾土何獨不然無火則所用之飲食停滯於中而積病生焉岐伯曰積之始生得寒乃生厥乃成積也治法仍補命門之火扶助脾陰之土使火壯自能熟腐水穀土健亦能化其積滯不必攻逐而痞氣自開更覺漸移而默奪取勝也方用温土消痞湯白术炒焦五錢白茯苓五錢肉桂一錢枳實一錢人參二錢破故紙炒二錢半夏製二錢山查肉炒

二錢砂仁研八分生薑三片水煎服二劑塊少減再二劑塊又減十劑消化於烏有矣去枳實山查半夏加當歸山藥甘草調理十數劑則脾氣復旺而不作痞矣此方用破故紙肉桂以温補命門之火火旺則陰霾自散得參苓白术以健理脾氣又能利濕濕去而土健氣行而痞開况有枳實山查半夏之類原能逐痰以攻積滯補中而兼消之善法也又方用火土化痞散人參二錢白术炒焦五錢肉桂一錢神麯炒二錢半夏製二錢廣陳皮一錢枳殼一錢鱉甲醋煅研三錢沉香八分荸薺汁一酒杯薑汁一匙水煎服十劑而塊黙散也

有人胃氣虛弱食不能消偶食堅硬之物存於胃中久則變為有形之物腹中亂動動時疼不可忍得食則解後則漸大雖有飲食亦痛右關脉沉滑或動或促痛甚則伏而不見人以為痞塊而成鱉也誰知是胃中之積滯不化而生蟲似鱉而非鱉乎蓋痛之時以手按之宛如鱉身之背四足之齊動也夫鱉動物也豈肯久安於一處其非鱉也明甚何形之宛似乎蓋胃屬土土中所生之物大約四足者居多然土中所生之物喜靜而不喜動故安土重遷形如鱉而不移也但既不喜動何以亂動蓋性雖喜靜而覓食充飢則動靜之物相同試看其得食則減而不

亂動非索食之驗乎日用飲食以供其口腹則身形日大身形既大所用之飲食何足以供之自然囓皮傷肉安得而不痛哉治法自當以殺蟲爲主然殺蟲猶攻邪也攻邪必傷正氣宜補正以殺蟲又何疑乎方用攻補兩宜湯白薇二錢雷丸二錢神麴炒二錢檳榔二錢史君子肉二錢白术炒焦五錢人參三錢榧子去殼十個水煎空心服腹必大痛斷不可飲之茶水堅忍半日如渴再服二煎藥汁少頃必將蟲穢之物盡下而愈不必二劑後用四君子湯調理其正氣後無積滯之患矣此方神奇劑中盡是殺蟲之味用之於人參白术之中且以二味爲君主

之藥蓋沖鋒破陣之帥必得仁聖之君智謀之相籌畫於尊俎之間始能奏凱成功耳倘不用人參白朮徒用殺蟲之藥亦未必無功然斬殺過傷自損亦甚非十全之師也又方用神功化積丹人參三錢白朮炒焦五錢白薇二錢百部二錢枳實一錢檳榔二錢鰻魚骨炒黑爲末三錢麝香一錢水煎濾清入魚骨灰麝香沖和服更神效也

有人氣虛下陷飲食停住於脾胃之間而成塊者久則其形漸大悠悠忽忽似痛不痛似動不動氣分脉沉而微滑左寸脉亦微細人以爲痞塊也誰知是陽氣不升而成瘕乎夫脾胃之氣宜

責艮

動而不宜滯宜升而不宜陷倘饑飽勞役以傷其形房幃戲樂以傷其髓加之厚味醇醪口腹不節則脾胃之氣何能升哉於是陽閉於陰之中陰離於陽之内陰陽兩不交接飲食不易消化矣即能消化而氣結不伸亦能成形但其形外大而内歉按之如空虛之狀見假象以惑人也治法不必治塊惟升提陽氣則脾胃無下陷之虞氣塊不消而自化矣方用補中益氣湯人參二錢黄芪炙五錢當歸三錢廣陳皮一錢甘草炙一錢白术炒焦五錢柴胡一錢升麻五分製半夏一錢石菖蒲五分水煎服四劑愈補中益氣湯乃提陽氣之聖藥也此病原是氣虛之

故所以用黃芪白朮補氣為君以塊結於腹取其利腰臍同當歸菖蒲通心與通小腸之氣得人參助芪朮以健脾胃之土土氣既旺用升柴提之則氣尤易升癥瘕之塊未必無痰涎之壅故加半夏入於陳皮甘草之中則消痰而又不耗氣同羣共濟發揚陽氣之升即有邪結無不散矣況原係氣塊而非食塊有不立時消化者乎又方用六君子湯加味治之亦効人參二錢白朮炒焦五錢白茯苓五錢廣陳皮一錢半夏製一錢五分甘草炙一錢山查肉炒一錢麥芽炒一錢厚朴薑汁拌炒一錢枳殼五分神麯炒一錢廣木香五分生薑三片砂仁末七分水煎

服三四劑塊消矣

有人正值飲食之時忽遇可驚之事遂停滯不化久成癥瘕之症兩關脉弦滑而左關甚况人以爲痞塊治之不効用補藥治之亦不効者何故蓋因驚氣之未收也夫少陽膽氣主發生者也膽氣壯雖遇驚而不恐惟其膽怯一遇驚則其氣鬱結而不伸膽與肝爲表裏膽既受驚則膽病膽病而肝亦病肝膽既不能舒必下尅夫脾胃之土脾胃畏木氣之尅不能消化糟粕於是木土之氣兩停於腸胃之間遂成癥瘕而不解也治法必須壯膽而開少陽之鬱爲先佐之補土和肝之劑則脾胃不畏肝膽

之尅自能分消水穀何至癥瘕之不散哉方用逍遥散加味治之白朮炒焦二錢白芍藥酒拌炒五錢當歸身三錢柴胡二錢廣陳皮一錢半夏製一錢鱉甲醋煆研三錢甘草五分白茯苓三錢砂仁末七分水煎服一劑少減二劑又減十劑全消逍遥散乃解鬱之聖藥也亦可治驚驚氣歸於肝膽肝膽之氣平則鬱結自開肝膽之氣壯則驚氣自解肝膽之氣和則脾胃之癥瘕不攻而自破矣又方用消癥破瘕湯白芍藥酒拌炒五錢白朮炒焦三錢鱉甲醋煆七次研三錢甘草一錢真鬱金一錢枳殼麩炒五分天花粉二錢牡丹皮二錢香附醋浸炒二錢白茯

苓三錢巳戟天三錢白荳蔻去殼研五分廣木香五分水煎服

亦妙

有人偶食難化之物忽又聞驚恐之事則氣結不散食亦難消因而痰裹成瘕聚闌脉伏結人以爲脾中之痞塊也誰知是驚氣之閉結乎夫驚則氣亂恐則氣下驚恐之氣隨食而下矣胡爲驚恐反多留滯耶不知氣乃無形食乃有形也無形之氣隨驚恐而下降且驚則氣亂於肝中氣亂於肝則肝之氣不散鬱而不伸勢必下尅於脾土恐則氣下氣下則胃中之清陽不能升騰結聚不散食物亦不能傳送況原有難化之物受於未驚之

前安得卽化乎此瘕聚所以生也治法必須去驚恐之氣又宜大培脾胃之土則癥瘕積聚之形不攻而自散也方用培土化堅湯白朮炒焦五錢柴胡一錢白茯苓三錢懷山藥四錢神麯炒二錢山查肉炒一錢枳殼五分兩頭尖三錢厚朴炒一錢鱉甲醋煅七次研二錢白薇一錢生何首烏二錢白芍藥酒拌炒五錢白芥子二錢水煎服十劑瘕聚消半再服十劑全消此方用白朮以培脾土何又用白芍以平肝木蓋脾胃之氣不能消化者由於肝膽之相制平肝膽正所以培脾胃之土也肝旣不尅脾胃之土則土氣升騰無物不化況加之消瘕散聚之品何

塊之不能除也且方中柴胡一味已抒肝膽之氣膽氣揚而肝氣壯總有驚恐不知消歸何處寧患瘕聚之固結而不散哉又方用消瘕化聚湯亦効白芍藥酒拌炒五錢白朮炒焦三錢鱉甲醋煅七次研三錢川欝金一錢甘草一錢枳殼五分天花粉二錢壯丹皮二錢香附醋浸炒二錢白茯苓三錢沉香鎊一錢砂仁末七分水煎服

有人飽食即睡於風露之間睡未覺腹中不快飽悶難舒後遂成痞脾胃脉沉緊帶滑人以爲食未消而成痞也誰知是風露之邪與痰在胃中乎夫風邪陽邪也露邪陰邪也二邪相合而陰

陽之邪氣最難消化故往往停積腹中而不散治法通其陰陽之正氣使陽邪出於陰之中陰邪驅於陽之外則陰陽之正氣盛痞痰氣自開而邪氣易遁也方用陰陽兩祛丹白朮炒焦五錢人參二錢生何首烏三錢鱉甲醋煅碎三錢地栗粉三錢神麯炒二錢白茯苓三錢當歸三錢半夏製一錢肉桂五分貝母去心研二錢水煎服二劑輕四劑又輕十劑痞塊全消此方脾胃雙治之法也然脾屬陰胃屬陽不知邪之入陽則病淺而易出邪之入陰則病深而難祛故治陰爲重而陽爲次也然方中雖是治陰未常非治陽之藥所以能入於陰之中又能出乎陰

之外而陰邪陽邪兩有以祛除也又方用東垣草荳蔻丸廣陳皮人參殭蠶吳茱萸湯泡焙乾益智仁黄芪各八分生甘草炙甘草當歸身各六分澤瀉小便多者減半製半夏各一錢桃仁去皮七箇麥芽炒一錢五分柴胡四分草荳蔻一錢四分神麯炒薑黄各四分右爲細末桃仁另研如泥入末研勻湯浸蒸餅丸如桐子大每服五六十丸白滚湯食遠服亦妙

有人食蔬菜之類覺胸中有礙遂疑有蟲因而作痞左寸口脉沉細而微人以爲蟲子作祟也誰知是心疑而物不化乎夫脾胃主納穀而化物者也毋論蔬菜入胃脾卽傳化卽有蟲子之類

到胃入脾安有不化者乎蟲子消化何能成痞蓋疑心害之也夫脾胃之所以能化物者全藉乎先後天之火氣也後天火氣在心包先天火氣在命門心包之火生胃命門之火生脾脾胃二經得火氣之旺然後能化糟粕而出精微土得火而生也食蔬菜而生疑則心動矣心包代心出治主動而不主靜今心動而心包反不敢動心包不代心君以出治則火氣不入於胃胃既無火不能熟腐水穀而脾遂不爲胃以運行其所食之物又安能化自然停住於腹而成痞矣若不解其疑止去消積健脾則痞氣寧易蕩除哉方用釋疑湯人參二錢巴戟天三錢白茯

神三錢白朮東壁土同炒焦色去土五錢白薇二錢粉甘草一錢史君子去殼三錢縮砂仁去殼研細末三粒肉桂去粗皮一錢廣木香五分鮮石菖蒲一錢煨薑三片水煎服二劑少輕四劑又輕十劑全消此方溫補心包之火以生陽明中土心包氣旺則火自升騰寧肯自安於無爲而不代心君以宣化哉心包火氣宣於胃中而命門之火翕然相從不啻如母子同心上下合力齊心攻擊雖有積滯有不立時消化者幾希矣又方用加減六君子湯人參二錢白朮東壁土同炒焦色去土五錢白茯神五錢粉甘草炙一錢製半夏一錢遠志去心炒一錢真川椒

去目三分肉桂去粗皮一錢鮮石菖蒲根洗淨一錢二分白薇二錢懷山藥三錢六神麯炒焦一錢生薑煨三片水煎服五六劑而痞氣化去也此方原是補正為主而攻邪兼之比前方更勝而神也

春温證論

肺主皮毛司腠裏之開闔若氣盛能衛於外雖有風寒之邪不能爲患若元氣稍衰則膚腠踈泄風寒之邪易愈相侵內舍於肺邪秉於外故有頭疼身重鼻塞流涕增寒壯熱咳嗽咽乾形類傷寒亦有六經之症終無傳經之變似是而非也何以冬月謂之傷寒春月謂之春温耶然不知冬月之風寒春月之風温冬月之氣內藏而春月之氣外泄氣寒則傷深氣温則傷淺傷深者病有傳經之慮傷淺者症有出表之能故傷風與傷寒實有異也傷風者遇風必畏風感寒者見寒必畏寒丹溪曰感風

則惡風感寒則惡寒感風則脉浮而數感寒則脉沉而遲以此辨之斷無差訛凡治者當體各經而施治慎勿糙次以傷寒之法用藥悞則殺人

春温辨案

有人春月傷風頭痛鼻塞身亦發熱手太陰之脉浮數而有力是傷風而非傷寒也夫春傷於風由皮毛而入於肺也風入於肺而不散則鼻爲之不利肺金之氣不揚清肅之令亦不降於是膀胱閉其口而水道不能下通勢必火乃炎上頭自痛矣與傳經太陽之傷寒絶不相同治法必須先散肺金之風而兼清其

火之炎使熱邪從膀胱而下趨則身熱自退也方用舒肺湯桔梗二錢白茯苓五錢黃芩泡淡二錢天花粉二錢甘草一錢蘇葉八分桂枝三分水煎服一劑而身熱解二劑而頭痛鼻塞盡愈此方用桔梗蘇葉專入肺金以散其風邪有風則必生火有火則必有痰天花粉黃芩消痰而又善解火二味合而用之清肺最速桂枝茯苓開膀胱之口引邪直走於太陽之路順勢而下去疾如掃也又方用加味甘桔湯亦效桔梗二錢麥門冬三錢天花粉二錢川芎二錢甘草一錢黃芩泡淡二錢白茯苓三錢水煎服

有人春月身熱咳嗽吐痰惡熱口渴右寸關脉洪數而浮左寸脉亦數是傷風而陽明之火來刑肺金非傷寒傳經入於陽明也夫陽明胃土本生肺金何以生肺者轉來刑肺乎蓋肺乃嬌臟風入肺經留而不去胃爲肺金之母見肺子之邪不散必以火驅之夫胃本無火必借心母之火以相助然而助胃土之有餘必至尅肺金之不足是借其兵以討賊反致客兵殘民故胃熱而肺亦熱而咳嗽口渴之症有所不免也治法宜清心火以瀉胃火自然肺氣得養而風邪自散也方用心胃兩清湯川黄連五分甘草一錢蘇子炒研一錢紫菀一錢葛根一錢石膏三錢

麥門冬五錢貝母三錢白茯苓三錢水煎服一劑輕二劑又輕三劑清涼矣不必四劑也此方清心火者十之三瀉胃火者十之四蓋心火之旺尅肺者輕胃火之旺刑金者重輕清心中之火則心不助胃以刑金重瀉胃中之火則胃不刑金以傷肺肺氣既清火熱又散邪又安留哉又方用清胃全金散亦効半夏製一錢白茯苓三錢桂枝三分麥門冬三錢廣橘紅一錢葛根一錢杏仁研一錢牡丹皮二錢石膏研三錢燈心五十段水煎服二劑全愈

有人春月傷風發寒發熱口苦兩脇脹滿或吞酸吐酸診左關脉

春温

弦數人以爲少陽之傷寒也誰知是少陽之春温乎然而治春温之少陽與傷寒之少陽又不必大異皆舒其半表半裏之邪而風邪自散雖然傷寒邪入少陽有入裏之傳往往用大柴胡與承氣之類和而下之若春温入少陽以小柴胡和解而有餘不必用大柴胡承氣湯而重下也方用小柴胡湯加减治之柴胡一錢五分白茯苓五錢黄芩一錢廣陳皮一錢甘草一錢天花粉一錢水煎服一劑寒熱解再劑而諸症全愈此方較原方更神以用茯苓之多使邪從膀胱而出更勝於和解也佐柴胡以散邪乃建奇功耳又方用和膽湯亦効柴胡一錢炒黑山梔

二錢天花粉二錢甘草一錢白芍藥三錢牡丹皮二錢水煎服

一劑全愈

有人春月傷風身熱嘔吐不止氣口與關脉浮滑無力人以爲太陰之傷寒也誰知是太陰之春温乎夫太陰脾土也風傷太陰則土中有風風在地中則土必震動而水溢故令人嘔吐不止非陰寒之氣入於脾土之中而動人嘔吐者可比此與傷寒傳經之入太陰者治法逈不相同也傷寒當温其經以回陽而傷風宜散其風以安土方用散風奠土湯白朮炒焦五錢白茯苓五錢人參一錢柴胡一錢半夏製一錢甘草八分葛根一錢六

神麯炒八分水煎服一劑而風散二劑而身涼三劑病全愈矣方中祛邪於補脾之中固正於散風之内使脾氣一旺而風自息也又方用温脾散邪湯亦効白朮炒焦三錢人參二錢肉桂去粗皮三分廣陳皮五分半夏製一錢蘇葉五分生薑三片水煎服二劑全愈

有人傷風出汗胃乾口燥渴欲飲水診肺胃腎三經之脉浮數且大人以為太陽之傷寒也誰知是春温之症火邪入於膀胱非太陽之傷寒也夫膀胱者肺金之子也肺受風邪久則變熱熱極肺必移熱於膀胱從陽明而趨下故胃亦受熱而汗出出汗

宜乎邪之可解矣今汗出而邪氣仍然不解則肺胃之津液爍乾故口渴思水以救其内焚也治法不必散風邪而急宜瀉火炎以速利其膀胱使邪熱從小便而出則肺胃之津液自生矣方用五苓散加味治之白朮炒焦一錢白茯苓三錢澤瀉三錢猪苓一錢肉桂三分黄栢一錢知母一錢鮮竹葉五十張水煎服一劑而小便利二劑而口渴汗出盡止矣蓋五苓散專利其小水加黄栢知母善瀉火於膀胱又能退胃中之燥熱胃氣和平津液自生上可潤肺中可散脾下可通調水精能布何慮皮毛之不閉邪何從再入哉又方用知栢苓麥湯亦効知母一錢

黃栢一錢白茯苓五錢麥門冬三錢黃芩炮淡一錢車前子二錢淡竹葉二錢水煎服

有人傷風頭痛發熱盜汗微出見風則畏氣口脉浮數人以爲太陽之傷寒也誰知是太陰之傷風乎夫頭痛或有屬太陽然而風能入腦亦作頭痛未可謂身熱頭痛便是太陽之症風從皮毛而入皮毛主肺肺通於鼻而鼻通於腦風入於肺自能引風入腦而作頭痛倘肺氣甚旺則腠理自密皮毛不疎風又何從而入惟其肺氣之虛故風邪易於相襲邪正相争身自發熱肺氣既虛安能敵邪所以盜汗微出也此症明是傷風勿作傷寒

輕治蓋邪之所湊其氣必虚補其肺氣之虚表其風邪之盛自然奏効甚速方用益肺除風散人參五分甘草一錢北五味子三粒麥門冬三錢紫蘇一錢蔓荆子一錢天花粉一錢桔梗二錢水煎服一劑頭痛除再劑身熱解三劑盗汗止此方散重於補何以名爲益肺散者不知肺金爲邪所傷其氣甚衰若用大補重藥必且難受不若於散表之中畧爲補益則邪既外出而正可内養兩得其宜是過於散正而善於益也又方用芎歸散邪湯亦効川芎二錢當歸三錢白茯苓三錢桔梗一錢蔓荆子一錢白芷五分人參五分半夏製一錢甘菊花一錢麥門冬三

錢水煎服更勝前方

有人傷風頭痛發熱身疼腰重骨節痠痛惡風自汗氣口脉浮數脾腎脉亦浮而無力人以爲傷寒之傳裏也誰知是春溫而兼內傷也夫傷寒則不惡風脉亦不浮矣此內傷脾腎而風邪乘虛入於肺之皮毛則經絡之間氣不能流通故身體發熱耳第內傷脾腎與肺無涉何以肺經即召外邪耶不知脾爲肺之母而腎爲肺之子母虛而子亦虛子虛而母亦虛脾腎之氣既虛而肺安得有不虛之理於是腠裏不密毛竅難以自固故風邪易入於肺經而肺氣益虛何能下潤於腎宮而旁灌於百骸耶

自必至滿身骨節痠痛而腰重惡風自汗矣然則治法惟散肺中之邪仍補脾腎之氣脾土旺而肺氣有生發之機腎水足而肺金無固子之憂自然上可達於腦而頭痛能除下可通於膀胱而腰重自去中可和於脾土而一身痠痛自汗盡愈也方用四君子湯加味治之人參一錢白朮炒焦三錢白茯苓三錢甘草一錢當歸三錢羌活一錢蘇葉一錢北細辛五分黃芩炮淡一錢麥門冬三錢貝母一錢水煎服此方補多於散何補之中又純補脾而不補腎耶人生後天以脾胃之氣為主脾土健則胃氣自開胃氣開則腎水自潤況人參白朮雖是固脾亦能入

腎而白朮尤利腰臍一身之氣無不利矣何況肺經爲脾胃之子母健而子亦健力足以拒邪又有紫蘇黄芩羌活貝母袪風散火消痰泄水之藥足以供其戰攻之具自然汗出熱解而邪氣難留自能外越也又方用益氣散邪湯亦効人參一錢黄芪蜜炙三錢玉竹二錢半夏製一錢甘草一錢白朮炒焦三錢柴胡一錢白茯苓三錢枳殼五分生薑三片水煎服一劑而惡風頭痛減再劑而發熱身疼去再二劑腰重自汗止再二劑骨節痠痛全除矣

有人春月傷風身熱十餘日熱結在裏往來寒熱診右寸脉浮大

無力左關脉弦浮而尺脉浮數人以爲傷寒在太陽有入裏之變也誰知是春月傷風與冬月傷寒不同冬月之寒入於太陽久而不變春月之風入於太陽久則變熱熱則易動必至傳經入臟熱甚則液耗必有固結在腑然而入臟在腑雖有不同而作寒作熱則無不同也寒與陽戰而發熱熱與陰戰而發寒隨臟腑衰旺分寒熱往來矣此症之所最難辨亦辨之於時令而已在冬月而熱結在裏者宜用攻在春月而熱結在裏者宜用散散者散其熱而邪自去也方用散結平肝湯白芍藥五錢當歸三錢炒黑梔子二錢厚朴炒一錢甘草一錢柴胡一錢枳殼

五分桂枝三分牡丹皮二錢水煎服一劑而寒熱除二劑内結解散方中多是平肝之藥絕不去舒肺經之邪蓋肺金爲邪氣所襲則肝木必欺肺金之病而自旺矣旺則木中生火以助邪熱而刑肺倘不瀉肝而徒去散肺經之邪則肺氣愈虚而熱何能遽解耶故君以白芍佐以梔子柴胡瀉其肝中之火則内熱可祛又使之桂枝丹皮但去散太陽之風熱而不去助厥陰之火邪此熱結所以頓解也又方用清熱散結湯亦効白芍藥五錢半夏製一錢廣陳皮一錢枳殼五分黃芩一錢麥門冬三錢柴胡一錢桂枝三分飴糖三錢水煎服二劑而寒熱盡除内結

亦解也

有人傷風八九日風濕相搏身體煩疼不能轉側不嘔不渴診手太陰與足太陽之脉浮細如綿人以爲傷寒之入脾經也誰知是春温之風濕在太陽膀胱與肺經也然而傷風之病亦能使風濕之相搏乎夫濕從下受而風從上受者也下受者膀胱先受之上受者肺經先受之膀胱受濕無風不能起浪肺經受風無濕亦不能生嵐傷風而致風濕相搏因下焦感濕而上焦又犯風兩相牽合遂搏聚於一身而四肢無不煩疼矣夫煩疼者風之病也不能轉側濕之病也濕主重着煩痛而至身不能轉

側脉浮而細非重着之濕乎以此分別風濕之同病實爲確據且風症必渴濕症必嘔今風濕兩病風作渴而水濟之濕欲嘔而風止之故不嘔而又不渴也治法宜雙解其風濕之邪病可立瘥也方用雙解風濕湯白茯苓五錢薏苡仁五錢柴胡一錢防風一錢甘草一錢水煎服柴胡防風以祛風茯苓薏苡仁以利濕用甘草以調和自然風濕雙解而諸症盡瘥也又方用兩清湯亦効白朮炒焦二錢白茯苓五錢柴胡一錢防風一錢荆芥一錢桂枝三分甘草一錢大車前子三錢薏苡仁炒五錢水煎服

有人春月傷風八九日如瘧之狀發熱惡寒熱多寒少口不嘔吐兩關脉滑數微弦人以爲傷寒中如瘧之症也誰知春月傷風亦同有此症乎夫風邪入於半表半裏之間多作寒熱之狀故其脉不甚弦不獨傷寒爲然傷風之病輕於傷寒至八九日宜邪之盡散矣何尚有如瘧之病蓋無痰不成瘧無食亦不成瘧無痰無食即有風邪不能爲患然因其胸膈胃脘之中原有痰與食積留而不化八九日之後正風欲去而食痰阻之耳熱多寒少非内傷重而外感輕之明驗乎惟口不嘔吐乃内既多熱自能燥濕痰得火制故不外吐然熱之極則外反現惡寒之象

春温

內真熱外假寒如瘧之症也方用破假除邪湯人參二錢白朮炒焦二錢廣陳皮一錢神麯炒一錢柴胡一錢山查炒一錢石膏碎三錢半夏製一錢白芍藥三錢鱉甲煅二錢水煎服一劑而惡寒除二劑而發熱解四劑如瘧之症全愈此方於補正之中寓祛邪之味正既無虧邪又退舍此王道而兼霸也又方用柴胡二陳湯亦効柴胡二錢半夏製一錢廣陳皮一錢白朮炒焦二錢黃芩二錢青蒿二錢何首烏製三錢鱉甲煅研三錢山查肉炒一錢枳殼八分水煎服

有人春月傷風汗多微發熱惡風手太陰與足陽明脉浮而微數

人以爲傷寒傳經之邪入於陽明經也誰知是傷風之邪入於胃者乎然邪到陽明必定多汗而渴今汗雖多而不渴是火邪猶未盛所以微發熱而不大熱耳夫同一外邪也何傷寒之邪入胃而火大熾傷風之邪入胃而火微旺蓋傷寒之邪寒邪也傷風之邪溫邪也寒邪入胃其勢急冬月之氣寒即能殺物胃亦惡寒而喜溫風邪入胃其勢緩春月之風溫不即殺物土亦宜暖而不宜涼故傷寒惡寒而不惡風脉必沉遲傷風惡風而不惡寒脉必浮數是也治法宜散其風而清其熱則病自愈矣方用荆葛石膏湯石膏三錢葛根二錢甘草一錢荆芥一錢白

茯苓五錢麥門冬五錢鮮竹葉五十張水煎服一劑汗止二劑熱盡散矣此方葛根荊芥乃發汗之藥何用之反能止汗不知傷風多汗乃風煽之也今用葛根荊芥以散其風使風息而火亦息况用竹葉石膏以瀉胃火火静而汗自止又有麥冬以滋其肺茯苓以利其水甘草以和其胃臟腑肅清安得邪熱而煽其汗哉又方用三奇益胃湯亦効玄參五錢乾葛二錢天花粉三錢蘆根一兩水煎服

有人傷風口苦咽乾腹滿微喘發熱惡寒右關脉浮洪而弦數人以爲傷寒之邪入於陽明矣不知是傷風之邪入於陽明也夫

傷風之邪既輕於傷寒何傷風之病竟同於傷寒乎不知傷寒之邪入於陽明其重病不同於傷風而輕病則未嘗不同也若口苦不過胃不和也咽乾胃少液也腹滿胃有食也微喘胃氣不順也發熱惡寒胃之陰陽偏勝也症既同於傷寒而治法不可同也和其胃而不必純散其風解其熱而不必消耗其氣始爲得之善也方用和解清胃丹玄參三錢甘菊花二錢麥門冬三錢天花粉二錢甘草一錢蘇子炒研一錢神麯炒一錢枳殼八分淡竹葉二錢水煎服一劑口苦咽乾之症去二劑喘熱腹滿惡寒之症除三劑全愈矣此方解陽明之火而不損中土除

喘滿而不傷胃中之液所以能和胃土之陰陽而辟邪之妙方也又方用加味三奇湯亦効黑玄參五錢乾葛二錢天花粉三錢麥門冬五錢枳殼八分鮮竹葉五十片水煎服

有人傷風口燥但欲嗽水不欲嚥下陽明胃脉浮大而疾人以爲傷寒胃火熾盛將逼其熱以犯肺必有衄血之禍矣不知冬月傷寒邪入陽明則有此病若春月傷風烏得有此然傷風之症既同於傷寒安保其血之不衄耶而傷風終無衄血者蓋風性動而行不比寒性靜而凝也故傷寒寒在胃而逼其熱於口舌咽喉者陰陽拂亂而衄血成矣傷風逼其熱於上雖亦嗽水而

不欲噏然風以吹之其熱即散安得而致衂哉治法宜瀉陽明之火兼散胃中之風則口燥自除也方用金石散金銀花三錢石膏碎三錢玄參三錢麥門冬五錢葛根一錢甘草一錢鮮竹葉三錢水煎服二劑全愈方中單瀉胃中之火而微散胃中之風用玄參金銀花麥門冬原是生水之劑上能解炎中能達表而下能濟水得葛根竹葉以袪風而清胃如神又得甘草以調劑能和陰陽於頃刻矣又方用加減竹葉石膏湯亦効麥門冬五錢知母一錢生地黃五錢黑山梔二錢防風一錢甘草一錢石膏碎三錢鮮竹葉五十張水煎服

有人傷風脉浮極數發熱口渴鼻燥能食人以爲火熱上蒸於鼻必有衄血之症不知傷寒不衄則邪不能解而傷風不必衄邪亦能解也蓋傷寒入胃而邪熱火熾非水穀不能止其炎上之火既能食而脉仍浮數是火仍不下降而必從上升也故必至發衄若傷風之脉原宜見浮春脉亦更宜浮矣非其火之必欲上行也故雖口渴鼻燥而能食則火可止遏氣可下行而即不上冲豈致發衄哉治法但瀉其胃中之火無庸顧其肺金之邪胃火息而肺風自寧也方用寧火丹治之玄參三錢生地黃五錢青蒿三錢麥門冬五錢天花粉二錢甘草一錢一劑身熱退

二劑口渴鼻燥愈三劑脉浮緩而不數矣此方麥冬花粉玄參生地生金滋水以解其胃中之炎熱瀉之中仍是補之味青蒿同甘草用之尤善清胃熱之邪使火從下行而不上泛也且青蒿更能退肝經之火脉浮數者風木之火象也肝火一清則風木自寧此用藥之妙一舉而兩治之也又方用肺胃兩寧湯亦効麥門冬五錢生地黄一兩黄芩泡淡一錢甘草一錢石膏碎三錢青蒿二錢天花粉二錢水煎服

有人春月傷風自汗治則又發其汗小便自利氣分脉浮大無力人以爲傷寒悞汗以致津液内竭也孰知傷風邪入陽明火焚

春溫

其內以致自汗明是陰不能攝陽而陽氣外泄又加發汗則陽氣更泄而陰亦隨陽而泄矣安得其津液之不內竭乎若傷風自汗出者乃肺金皮毛之虛非胃火之盛復發其汗則肺氣益耗金寒水冷清氣下行於膀胱而小便自利矣故治法迥不可同也若用治傷寒之法以治傷風表虛之症必有變遷之禍不可不辨之於早耶治法但固其腠理之虛而補其肺氣之不足則汗止而病自愈也方用異功散加減治之人參二錢白术炒焦二錢廣陳皮五分炙甘草五分北五味五分黃芪蜜炙三錢麥門冬三錢白芍藥炒三錢水煎服一劑汗止而津液自生矣

此方何以助胃健脾居多不知脾胃爲肺金之母使脾胃之土旺以生肺金則肺氣自寧而腠理自固矣又方用固腠湯亦効

黄芪蜜炙三錢白术炒焦二錢人參二錢廣陳皮五分甘草炙一錢北五味八分肉桂五分麥門冬三錢南棗三枚水煎服一劑汗止而痊

有人春月傷風下血譫語頭汗出陰脉浮大而數人以爲傷寒陽明之火大盛必有發狂之禍誰知是熱入血室似狂而非狂乎雖傷寒邪入陽明亦有下血譫語必致發狂之條然而傷寒之下血譫語者乃熱自入於血室之中傷風之下血譫語者乃風

祛熱而入於血室之内雖同是熱入血室而輕重實殊蓋熱自入者内外無非熱也風祛熱而入者内熱而外無熱也熱既有輕重之别然頭汗出實無異矣何以於血室之部位在下焦而脉實走於頭之上故熱一入於血室而其氣實欲從頭之巔由上而下泄因其下熱未除各臓之氣不來相應所以頭有汗至頸而止傷寒與傷風内熱同而頭汗出亦同也治法散其風而解其火又宜平其肝氣引熱外出而各病自愈矣方用導熱散風湯當歸三錢白芍藥三錢黑山梔二錢柴胡二錢牡丹皮三錢黄芩炮淡一錢甘草一錢天花粉二錢水煎服一劑而讝語

除二劑而熱退汗止矣此方亦小柴胡之變方但小柴胡純瀉熱入血室之火而此方兼補其肝膽之血使血足而木氣不燥血自歸藏必無下走之失矣又方用四物湯加味治之亦効生地黄五錢當歸身二錢白芍藥三錢川芎一錢柴胡二錢黄芩一錢牡丹皮三錢青蒿二錢水煎服

有人傷風潮熱大便微難氣口之脉數大無力人以爲傷寒之邪入於陽明又將入於大腸也誰知是肺經乾燥移其熱於大腸乎蓋大腸與肺爲表裏肺燥則大腸亦燥正不必邪入大腸而始有燥屎也風傷肺金最易煽乾肺氣不同傷寒寒傷肺金之

清冷凝結於大腸乎故風邪一入肺而大腸容易燥結然邪終隔大腸甚遠乃氣熱相通非大腸之中自有邪火結成燥屎而必須下之也是則傷風潮熱大便微艱乃金燥之症非大腸自受火結之燥症不必下也治法宜滋肺金之燥又宜壯腎中之水則大腸可潤者何也不知大便之開闔腎之主也故腎水足而大便無燥結之苦矣方用金水兩潤湯原熟地黃一兩天門冬五錢麥門冬五錢柴胡一錢甘草一錢牡丹皮三錢青餅一枚水煎服連用二劑而微艱之燥解再服二劑而潮熱除矣此方用熟地以補腎水腎水盛則肺金不必去生腎水而肺金之

氣不燥又得天冬麥冬直滋肺金金水兩潤自然大腸滋灌輓輸有水可以順流而下既無阻滯之虞何有餘熱之猶存哉又方用滋水潤腸丹亦効生地黄一兩當歸身三錢天門冬五錢麥門冬五錢地榆炒二錢黄芩一錢五分甘菊花二錢枳殼八分水煎服

有人春月傷風讝語潮熱脉浮數而滑人以爲陽明胃熱乃傷寒傳經之病誰知是春温之症亦生陽明之胃熱乎春令發生胃中本宜熱也又加春風之薰蒸其胃中自然之熱原不可遏今一旦逢違逆春令之邪風以阻抑之而不能直達其湮鬱之氣

所以讝語而發潮熱也然胃中無痰則發大熱而讝語聲重胃中有痰則發潮熱而讝語聲低脉得滑數者乃痰與火之明驗矣方用消痰清胃湯治之玄參五錢青蒿五錢半夏製二錢白茯苓三錢麥門冬五錢車前子二錢鮮竹葉五十張水煎服一劑讝語止再劑潮熱除三劑全愈此方用青蒿竹葉者以青蒿能散陰熱得竹葉尤能解散胃中之火得玄參麥冬更能清上焦之炎火熱退而痰無黨援又得半夏茯苓車前以利其水則濕去而痰涎更消痰消而火熱易散欲作鬱蒸潮熱亂吾神明胡可得哉又方用養陰寧胃散亦効生地黃一兩黑玄參三錢

牡丹皮二錢天花粉二錢貝母去心研二錢白茯苓三錢甘草一錢青蒿三錢鮮竹瀝一合水煎服消痰更勝前方

有人春月傷風日晡發潮熱不惡寒獨語如見鬼狀氣口與少陰之脉浮大無力而數人以爲傷寒之邪傳入陽明欲發狂也誰知是春溫之病而過熱乎但傷寒見此病乃是實邪春溫見此症乃是虛邪耳夫實邪之病從太陽來其邪正熾而不可遏必有發狂之禍若虛邪之病從少陰來其邪雖旺終久將衰斷無發狂之災蓋實邪者陽邪也而虛邪者陰邪也陽邪如見鬼狀者火逼心君而外出神不守舍於心宮陰邪如見鬼狀者火引

肝魂而外遊魄不守於肺宅故宜瀉陽火以安心此治實邪之法也止宜清陰火以養肺此治虛邪之法也方用清火養肺湯

荆芥一錢　麥門冬五錢　生地黃五錢　北沙參三錢　天花粉三錢　甘草一錢　桔梗一錢　白茯神三錢　牡丹皮二錢　黃芩二錢

水煎服一劑潮熱止二劑不見鬼矣三劑全愈此方全是清肺滋陰之藥何以能安胃火不知胃火乃肺之所移清其肺滋其陰則邪必解胃而仍返於肺宅故用麥冬沙參黃芩之將佐秉其未入肺宮半途擊之則邪尤易走又得茯神丹皮生地之臣以清心宮而安神氣又能養陰利水不敢上越而邪必下趨於膀胱

則肺氣清肅自然魂魄歸舍有何見鬼之語哉又方用安神寧肺湯亦効白芍藥五錢黑山梔二錢白茯神三錢麥門冬五錢半夏製一錢玄參二錢桔梗一錢水煎服

有人傷風發潮熱大便溏小便利胸膈滿脉浮而濡人以爲傷寒之邪入於陽明而不知春温之熱與濕留於陽明也夫風傷於肺邪從皮膚而入宜從皮膚而出何以熱反留胃不去乎蓋胃乃肺之毋也胃中有濕以邪留而不去此潮熱之所以作也顛寒作熱小便利而大便溏正陰陽之不正致轉運失職胸膈何能快哉治法不比散肺金之邪氣宜清陽明之濕火而陰陽自

正矣方用青蒿知母湯治之青蒿五錢知母一錢黄芩一錢柴胡一錢甘草一錢白茯苓五錢枳殼五分神麯炒五分車前子二錢蘿蔔子炒二錢淡竹葉三錢水煎服一劑潮熱解二劑陰陽分三劑諸症全愈此方用青蒿茯苓爲君與車前蘿蔔子同用最能分利陰陽之清濁清濁一分而寒熱自退况有柴胡甘草之和解於中宫寧至有胸膈之満哉又方用瀉満平胃湯亦効甘菊花二錢青蒿五錢白茯苓五錢厚朴炒一錢柴胡五分廣陳皮一錢半夏製一錢石膏碎二錢鮮竹葉五十張水煎服二劑全愈

有人春月傷風四五日身熱惡風頭項強脇下滿手足温口渴脉浮數而弦人以為太陽陽明少陽之合病也誰知是春温之症有似傷寒而非真傷寒也夫傷寒有三陽合病何以春温之症絶無相異乎蓋春温之症風傷於少陽也少陽為半表半裏之間凡三陽之表俱可兼犯而三陽之症即可同徵不比傷寒之邪由太陽以入陽明而太陽之症未去由陽明以至少陽而陽明之邪尚留由少陽以入厥陰而少陽之病仍在故治春温之症止消单治少陽而各經之病盡愈不必三陽而同治也方用加味逍遥散治之柴胡一錢五分當歸二錢白朮炒焦一錢生

甘草一錢廣陳皮一錢黑山梔一錢白茯苓三錢白芍藥三錢
羌活五分水煎服二劑諸症盡愈論理瀉少陽膽經之火足矣
此方併和其肝氣似乎太過然膽經受邪正因膽氣之太鬱也
春溫之病從肝膽而入邪者不少故治其肝膽則在表在裏之
邪無不盡散矣又方用柴胡二陳湯治之亦效柴胡一錢五分
黃芩一錢甘草一錢白茯苓三錢半夏製一錢廣陳皮一錢白
芍藥三錢牡丹皮二錢水煎服

有婦人經水適來正當傷風發熱惡風胸脇脹滿讝語左關脉浮
而來往不利似濇非濇之狀人以爲傷寒結胸之症也誰知是

傷風熱入血室乎夫熱入血室男女皆有之惟是男有熱入血室之病者乃風祛熱而入之也女子熱入血室者乃血欲出而風熱閉之血亦隨風火而變熱也似乎男女之症不同然而熱則同也故治法亦不必大異仍用導熱散風湯加味治之當歸三錢白芍藥酒拌炒三錢柴胡二錢黃芩一錢牡丹皮三錢甘草八分荊芥炒黑一錢香附童便製二錢水煎服一劑讝語除再劑而胸脇脹滿去三劑則發熱惡風之症盡祛矣方中最舒肝膽之氣閉經水於血室之中正肝膽之病也肝藏血非少陽膽氣之宣揚則血不外出今舒其肝氣則已閉之血自泄已熱

之血室自然清凉也又方用養陰除熱湯亦効生地黄一兩白芍藥五錢黄芩一錢鱉甲醋煅研三錢當歸三錢柴胡二錢半夏製一錢牡丹皮三錢甘草一錢廣陳皮一錢水煎濾清童便半盞冲服二劑全愈

有人傷風身熱後肢體骨節皆痛手足寒甚足少陰與手太陰之脉浮大而虚人以爲傷寒之邪由三陽而傳入少陰腎也誰知其人腎水素虚因傷風之後火熱爍其肺金金熱不能生水水枯焉能灌注於一身之上下自然肢體骨節皆痛也水枯宜火動矣何手足反寒乎不知水火原相根也水旺而火亦旺水衰

而火亦衰當水初涸之日火隨水而伏不一時沸騰故内熱而外現假寒治法不可見其外寒而妄用温熱之藥當急補其腎中之水以安腎中之火水火既濟何至有内真熱而外假寒之病乎方用六味地黄湯以治之原熟地黄一兩山茱萸五錢懐山藥五錢白茯苓四錢牡丹皮三錢建澤瀉三錢水煎服一劑手足温二劑肢體骨節之痛輕連服四劑諸症全愈蓋此症風邪已散若再用祛風之藥則肺氣愈虛益耗腎水水虧而火旺必有虛炎沸騰反致生變而難治也又方用養血湯亦効原熟地黄一兩甘草一錢金釵石斛五錢牡丹皮三錢白茯苓三錢

牛膝三錢當歸身二錢黑料荳皮三錢水煎服一劑手足即温骨痛亦减六劑全愈

有人傷風後下利咽痛胸滿心煩診心肺與尺脉甚虛人以爲傷寒邪入於少陰乃陰寒上犯於心肺而下犯於大腸也孰知不然傷風之後身凉則邪已盡散何陰邪之犯其上下乎今之下利者乃大腸之陰虛自利非邪逼迫也咽痛者亦陰虛之故陰水既乾則虛火自然上越而咽喉作痛也胸滿心煩者腎水不能上濟於心宫而腎火反致上焚於包絡胸膈在包絡之間安得不滿胸既不舒而心亦不能自安此煩之所以生也故傷風

之後見此等之症切勿誤作陰寒而妄治之也治法補水以濟心復補金以生水金氣旺而水易生自然上交於心而制火下通膀胱以利水水道既利則大便自固而無下之虞也方用加味地黃湯治之原熟地黃五錢白茯苓五錢山茱萸肉三錢建澤瀉三錢牡丹皮三錢懷山藥五錢麥門冬四錢北五味一錢肉桂五分大車前子三錢建蓮子去心炒三錢水煎服一劑咽痛除二劑下利止三劑胸不滿心亦不煩矣夫既是腎陰之虛用地黃以滋水加麥冬五味以益腎之化源是矣何加入肉桂以補命門之火非仍治少陰之寒邪乎不知水非火不生用肉

桂數分不過助膀胱之溫以滲水而非祛陰邪之盛以除寒且大腸自利得壯火而瀉得少火而止用地黃湯以補真陰得茯苓澤瀉車前亦足以利水而固大腸然無命門之火以相通則奏功不速故特加肉桂於水中而補火也又方用加味四物湯亦効原熟地黃五錢當歸身三錢白芍藥四錢川芎二錢白茯苓五錢肉桂五分懷山藥五錢芡實三錢薏苡仁炒三錢水煎服三劑全愈

有人春月傷風二三日咽中痛甚脉遲而微人以爲傷寒少陰之火爲風煽之也誰知是少陰之寒與邪火相搏而上乘於咽而

作痛也夫傷寒咽痛乃下寒實邪逐其火而上出傷風咽痛乃下熱虛火逼其寒而上行正不可一見咽痛卽用傷寒藥概治之也蓋傷寒之咽痛必須散邪以袪火傷風之咽痛必須補正以袪寒方用引火歸經湯原熟地黃一兩山茱萸肉三錢白茯苓五錢肉桂一錢懷牛膝二錢牡丹皮二錢水煎服一劑而喉痛頓除矣此方熟地黃山茱萸牡丹皮滋陰之聖藥加入肉桂牛膝則引火歸源自易易矣又得茯苓之利濕而直達於膀胱火隨濕而下行何至上逼咽喉而作痛所以一劑而奏功甚捷也又方用救咽歸源湯原熟地黃一兩山茱萸肉四錢懷山藥

四錢肉桂一錢破故紙二錢胡桃肉三錢懷牛膝三錢山荳根一錢水煎服

有人春月傷風身熱下利六七日咳而嘔心煩不得眠脉浮濡無力人以為傷寒邪入少陰而成下利以致嘔咳心煩不眠也誰知是春温之病多有如傷寒症相同而治法宜別蓋傷寒之治利其水而驅其邪夫春温之治不可單利其水而必助其正何以傷風至六七日邪宜散矣乃邪不盡散又留連而作利其脾土之衰可知咳而嘔不特脾衰而胃亦衰矣脾胃之氣既衰而肺腎安能實也況腎因下利之多陰分未有不傷所以力不能

上潤於心心無水養則心自煩躁氣必下降而取給於腎腎水涸心氣至腎而反腎與心不交安得而來夢乎治法宜健其脾胃益其心腎不必又顧其風邪也方用治正交心湯人參二錢原熟地黄五錢白术炒焦三錢棗仁炒研三錢麥門冬三錢白茯苓五錢竹茹一錢水煎服此方心腎脾胃肺五者兼治之藥茯苓爲君者能於調和五者之中又是利水之味水道一去下利自除身熱亦解而咳嘔心煩不得眠俱可漸次奏功也前方加牡丹皮二錢車前子二錢一劑咳嘔除二劑心煩不眠去四劑下利止矣

有人春月傷風手足逆冷脉緊而帶濇心下滿而煩飢不能食人以爲傷寒之症邪入厥陰結於胸中也而孰知不然夫脉浮爲風脉緊爲寒明是傷寒之症而必謂春月得之是傷風而非傷寒人誰信之然而實有不同也蓋春風最易入肝其風尤與肝木相應但肝木所喜者温風而不喜寒風也春令之風温風居多而寒風亦間有之倘偶遇寒風相乘肝氣旺則已少有不順手足逆冷脉現緊象矣第於緊中細觀之得前緊而後濇緊者寒之象濇者逆之象也寒風入肝手足必然逆冷肝氣拂抑而心氣亦何能順泰乎心既不舒不能生脾胃之土肝又不舒必

至尅脾胃之土矣所以雖飢不能食故手足爲逆冷也夫傷寒之入厥陰由三陽而至傷風之入厥陰獨從風木而至是以傷寒之邪入肝深而傷風之邪入肝淺入深者恐其再傳入淺者喜其易散但解肝中之寒而木中之風自散又宜健脾溫中則飲食可進煩滿逆冷亦自除矣方用加味逍遥散治之柴胡二錢白芍藥酒拌炒三錢當歸身三錢白茯神二錢白朮炒焦三錢廣陳皮一錢甘草炙一錢肉桂去皮一錢水煎服一劑而諸症俱愈逍遥散原是和解肝經之神藥得肉桂則直入肝中以掃蕩其寒風則手足自溫而不逆冷矣此其所以傷風之逆冷

浅於傷寒之逆冷也又方用芎歸湯亦効川芎二錢當歸身三錢白芍藥酒拌炒二錢柴胡二錢半夏製一錢廣陳皮八分人參一錢桂枝一錢白茯神二錢白朮炒焦三錢生薑三片水煎服一劑全愈

有人春月傷風忽然發厥心下悸脉小而微數人以爲傷寒中有不治厥則水漬入胃之語得毋傷風亦可同治乎不知傷寒之悸恐其邪之下行而不可止傷風之悸又慮其邪之上冲而不可定蓋寒性屬陰陰則重濁而下走風性屬陽陽則輕浮而升騰故同一發厥同一心悸治法絕不相同傷寒宜先治厥而後

定其悸傷風宜先定悸而後治其厥也今用一方而兩治之方名定悸除厥湯白芍藥五錢當歸五錢白茯神三錢生棗仁研三錢半夏製二錢炒黑梔子二錢牡丹皮二錢甘草一錢石菖蒲八分硃砂水飛五分水煎調服一劑悸定再劑厥亦定也此方定悸爲重而治厥已寓其內蓋病原是心膽之虛補其肝而心與膽之氣皆旺又慮補肝以動木中之火加入梔子丹皮以補爲瀉而復以瀉爲補則肝火不動而厥亦自止總之傷寒傷風要辨外感內傷之分如外感重而內傷輕者治宜祛邪爲先補正其次也邪去正可自復如內傷重而外感輕者宜先補正

爲主不宜祛其邪也正氣盛則邪氣自退即此症是矣又方用悸厥兩定湯亦効人參二錢白茯神三錢遠志去心一錢半夏製二錢黄芪蜜炙三錢白芍藥五錢當歸三錢麥門冬三錢牡丹皮二錢黑山梔二錢燈心五十寸水煎服一劑而悸定二劑而厥除也

有人春温之症滿身疼痛夜間發熱日間清凉左關尺脉浮大而虚人以爲傷寒少陽之症也誰知是肝腎之陰大虧被春温之氣過而不宣氣行陽分則病輕而日間有清凉之境氣行陰分則病重而夜間居發熱之鄉夫陰陽兩相根也陰病則陽亦病

矣何以春溫之症陰虛而陽獨不虛耶不知肝腎之中原有陽氣陰虛者陽中之陰虛也故陽能攝陰而陰不能攝陽所以夜熱而日涼耳治法補其肝腎之陰則陰與陽平內外俱旺而後少佐之以祛風和解之品則風邪不攻而自出矣方用補液濟陰丹原熟地黃五錢白芍藥三錢麥門冬三錢鱉甲煅碎二錢當歸身二錢何首烏二錢牡丹皮二錢地骨皮二錢北沙參三錢白茯苓三錢川貝母去心研二錢柴胡一錢水煎服此方乃補陰之神劑亦攝陽之聖丹用攻於補之中亦寓撫於剿之內也又方用益陰攝陽丹亦効原熟地黃五錢製首烏三錢當歸

身三錢牡丹皮二錢地骨皮二錢人參一錢白芍藥三錢柴胡錢二分神麯炒一錢金釵石斛五錢水煎服二劑消身疼痛止陰分之熱亦減再二劑夜間之熱清涼矣

有人春温之症日間發熱口乾舌燥至夜身涼神思安閒似瘧非瘧之狀右寸關脉浮大而虛人以爲傷寒症中如瘧之症也誰知是傷風而邪留於陽分乎夫邪之所湊其氣必虛所謂氣者陰陽之正氣也風邪即陽邪也陽邪乘陽氣之虛尤爲易入以陽氣之不能敵耳邪入於氣分則津液被其燥爍故口舌乾燥日間發熱矣方用助氣祛邪丹柴胡二錢黄芪蜜炙三錢白朮

炒焦二錢麥門冬三錢當歸身二錢天花粉一錢厚朴炒一錢黄芩一錢人參一錢枳殼七分生薑二片水煎服連服二劑全愈此方於補陽之中而用攻邪之藥則氣旺而邪自退矣又方用壯氣湯亦效黄芪蜜炙三錢人參一錢白朮炒焦三錢防風一錢玉竹三錢半夏製一錢廣陳皮一錢羌活五分甘草五分生薑二片水煎服

有人春月感冒風寒咳嗽面白鼻流清涕氣口與關脉浮大而虚人以爲外邪之盛而肺氣受之也誰知是脾肺之氣虚弱而外邪乘之乎夫肺主皮毛邪從皮毛而入必先傷肺然則祛邪可

不亟補其肺乎惟是補肺必須補脾氣脾氣旺則肺氣亦旺而邪自衰然而但補其脾肺之氣不用升提之藥則氣陷而不能舉何以祛邪以益正故補氣以祛邪不若提氣以祛邪之更勝也方用補中益氣湯加味治之黃芪蜜炙三錢白术土炒焦色去土三錢人參二錢當歸身二錢麥門冬去心二錢黃芩泡淡一錢天花粉一錢柴胡一錢廣陳皮八分甘草五分升麻一錢桔梗八分水煎服一劑邪散二劑咳嗽流涕之病全愈也補中益氣湯治內傷感邪之神劑春月傷風亦內傷邪乘之病也故用參芪歸术以補氣用升麻柴胡以提氣且二味升中帶散內

傷而兼感風寒者尤為相宜又得桔梗黄芩花粉麥冬直入肺金以除咳嗽故服之則正氣易旺外邪不散之散也又方用益氣驅邪丹亦効人參一錢嫩黄芪蜜炙二錢白术土炒焦去土三錢白茯苓三錢當歸二錢桔梗一錢半夏製一錢蘇子炒研一錢甘草五分薄荷五分柴胡一錢杏仁去皮尖研二錢生薑一片水煎服

有人春月感冒風寒身熱發譫語寸口與胃脉浮短人以為陽明之裏熱也誰知是肺熱之邪移於陽明乎春月風邪中人原不走太陽膀胱之經每每先入皮毛而走肺肺入風邪則肺氣受

傷寒必變熱與傷寒之邪由衛入營而寒變熱者無異其實經絡實有不同若以冬寒治法以治春温反致傷命爲可惜也苟知春温與冬寒不同雖見發熱譫語但治肺而不治胃則胃氣無傷而肺邪易散也方用宜春湯麥門冬去心五錢桔梗一錢玄參二錢黄芩二錢天花粉二錢甘草一錢紫苑茸一錢廣橘紅一錢枳殼五分鮮竹茹一錢水煎服一劑而寒熱解再劑而譫語亦失此方散肺經之邪火又不犯陽明之胃氣肺氣清肅火不移胃自然寧静而不譫語矣此所以治肺爲重而治胃微輕耳又方用清金寧胃散亦効麥門冬去心五錢桔梗一錢天

花粉二錢黑玄參二錢半夏製一錢甘草一錢鮮竹葉五十張

水煎服

有人春温之症頭痛身熱口渴呼飲四肢發斑似狂非狂似躁非躁沿門闔室彼此傳染陽脉見浮洪帶數按之無力人以爲傷寒之疫症也誰知是傷風之時氣乎夫司天之氣原不必盡拘一時天氣不正感風冒寒便變爲熱肺氣不宣胃氣不升火欝於皮毛腠裏之中行於頭而作痛走於膚而成斑倘以治傷寒之法治之必至變生不測以所感之邪實春温之邪最有定者也何以有定者反至變遷不常正以時氣亂之也然而時氣之

秉於人者原無方與疫氣正復相同但疫氣熱中帶殺而時氣則熱中存生雖時氣之病亦多死亡然皆治之不得其法乃醫殺之非時氣殺之也惟是沿門闔宅各相傳染者何故以時氣與疫氣同是不正之氣也故聞其邪氣而即病亦有雖聞邪氣而不病者因其臟腑之氣充實邪不能入也春溫之傳染亦臟腑之氣少衰故邪易入耳治法宜先補其臟腑之正氣而少佐以解火祛邪之藥則邪氣自退矣方用助正遠邪丹人參一錢真茅山蒼朮去毛米泔水浸透切片炒二錢白茯神三錢荊芥一錢五分柴胡一錢甘草一錢玄參五錢白甘菊花三錢黃芩

二錢天花粉二錢蘇葉五分鮮竹葉五十片水煎服一劑頭痛止二劑身熱解三劑斑散狂躁安四劑全愈此方却邪而不傷其氣補正而無耗其元不止治春温之病證亦能治平日不正之時氣最効而神也又方用正氣散時湯亦効玄參五錢麥門冬去心五錢荊芥一錢二分升麻一錢黄芩泡淡二錢天花粉二錢蔓荊子一錢犀角尖鎊二錢甘草一錢牛旁子炒研一錢蘆根一兩水煎服